常见疾病诊治与合理用药

刘灵素　李　静　张　侃
林瑞钰　吴宝贤　黄晓燕　著

汕頭大學出版社

图书在版编目（CIP）数据

常见疾病诊治与合理用药 / 刘灵素等著. -- 汕头 ：汕头大学出版社，2023.12

ISBN 978-7-5658-5198-8

Ⅰ．①常… Ⅱ．①刘… Ⅲ．①常见病－诊疗②常见病－用药法 Ⅳ．①R4

中国国家版本馆CIP数据核字(2024)第004074号

常见疾病诊治与合理用药
CHANGJIAN JIBING ZHENZHI YU HELI YONGYAO

作　　者：刘灵素　李　静　张　侃　林瑞钰　吴宝贤　黄晓燕
责任编辑：陈　莹
责任技编：黄东生
封面设计：乐　乐
出版发行：汕头大学出版社
　　　　　广东省汕头市大学路243号汕头大学校园内　　邮政编码：515063
电　　话：0754-82904613
印　　刷：廊坊市海涛印刷有限公司
开　　本：710mm×1000 mm　1/16
印　　张：11
字　　数：180千字
版　　次：2023年12月第1版
印　　次：2024年7月第1次印刷
定　　价：158.00元

ISBN 978-7-5658-5198-8

编委会

主　编：

刘灵素（岳阳职业技术学院）

李　静（沧州职业技术学院）

张　侃（首都医科大学附属北京友谊医院）

林瑞钰（绵阳市第三人民医院（四川省精神卫生中心））

吴宝贤（贵州中医药大学第二附属医院）

黄晓燕（温州医科大学附属乐清医院）

副主编：

李平平（泰安市泰山区省庄卫生院）

李文双（安宁市中医医院）

饶　勇（普洱市人民医院）

冯平平（鄂尔多斯市中心医院）

高建岭（南阳医学高等专科学校）

韩　迪（南阳医学高等专科学校）

丁　可（南阳医学高等专科学校）

刘丽娟（河间市人民医院）

武海婷（阳泉市肿瘤防治研究所）

宋　晶（长春中医药大学附属第三临床医院）

随着医学基础理论的不断发展，辅助诊断技术的日益增多，治疗方案和药物选择的余地也就愈来愈广。然而，医师在临床工作中的首要任务，就是以最适应特定病例、特点情况的原则，在短时间内就诊断和治疗作出最佳的决策，这些对临床医师的工作提出了新的、更高的要求。本书运用现代医学的基础理论，结合临床实践经验，遵循实用的原则，全面、系统地总结了内科常见疾病的诊疗方案，旨在帮助基层医务工作者，特别是内科主治医师及时诊断和规范化治疗疾病，以更大程度解除患者的痛苦及挽救患者生命。

药物的作用具有两面性：有防治疾病、保障健康有益的一面，也有对人体造成不良反应、对社会造成危害不利的一面。合理用药是在充分考虑患者用药后获得的效益与承担的风险后所做的最佳选择，即使药效得到充分发挥，不良反应降至最低水平，药品费用更为合理。合理用药涉及广大群众的切身利益，是用药安全、有效、简便、经济的保障。可以充分有效地利用卫生资源，取得最大的医疗和社会效益的目的，避免浪费。

本书围绕"常见疾病诊治与合理用药"这一主题，由浅入深地阐述了内科疾病常见症状与体征、内科常见疾病治疗原则与思路、药品调剂和用药安全、药物治疗管理与健康促进，系统地论述了心内科、儿科、内分泌等常见疾病的诊治与合理用药，以期为读者理解与践行常见疾病诊治与合理用药提供有价值的参考和借鉴。本书内容丰富、逻辑合理，整体内容力求简明、实用，贴近常见疾病临床诊治工作的需要，可供各级医院药师和基层医院临床医师参考使用。

笔者在撰写本书的过程中，借鉴了许多专家和学者的研究成果，在此表示衷心的感谢。本书研究的课题涉及的内容十分宽泛，尽管笔者在写作过程中力求完美，但仍难免存在疏漏，恳请各位专家批评指正。

第一章 疾病诊治与用药综述 ………………………………………… 1

  第一节 内科疾病常见症状与体征 ………………………… 1

  第二节 内科常见疾病治疗原则与思路 ………………… 34

  第三节 药品与药品命名 …………………………………… 37

  第四节 药物的作用机制 …………………………………… 40

第二章 心内科常见疾病的诊治与合理用药 …………………… 44

  第一节 动脉粥样硬化的诊治与合理用药 ………………… 44

  第二节 无症状心肌缺血的诊治与合理用药 ……………… 56

  第三节 稳定性心绞痛的诊治与合理用药 ………………… 60

  第四节 不稳定性心绞痛的诊治与合理用药 ……………… 75

第三章 儿科常见疾病的诊治与合理用药 ……………………… 89

  第一节 营养障碍的诊治与合理用药 ……………………… 89

  第二节 新生儿疾病的诊治与合理用药 …………………… 99

  第三节 免疫及变态反应的诊治与合理用药 …………… 121

第四章 内分泌常见疾病的诊治与合理用药 ………………… 129

  第一节 糖尿病的诊治与合理用药 ……………………… 129

  第二节 甲状腺功能亢进的诊治与合理用药 …………… 146

  第三节 甲状腺功能减退的诊治与合理用药 …………… 154

  第四节 腺垂体功能减退症的诊治与合理用药 ………… 160

参考文献 ………………………………………………………… 166

第一章　疾病诊治与用药综述

第一节　内科疾病常见症状与体征

一、发热

(一) 发热的概念

正常人的体温受体温调节中枢的有效调控，并通过神经、体液因素使机体产热和散热过程呈动态平衡，使体温保持在相对恒定的范围内。机体在致热原作用下或各种原因引起体温调节中枢的功能障碍，导致机体产热多于散热，使体温高出正常范围，称为发热。

(二) 正常体温与生理变异

正常人体温一般为36℃~37℃。按测量方法不同而有所差异，口腔测温（舌下）36.3℃~37℃，腋窝测温比口腔测温低0.2℃~0.4℃，直肠测温比口腔测温高0.3℃~0.5℃。正常体温在不同个体之间略有差异，且受机体内、外因素的影响稍有波动。一天之中下午体温较早晨稍高，剧烈运动、劳动或进餐后体温略升高，但波动范围一般不超过1℃。妇女在月经前及妊娠期体温稍高于正常；老年人因代谢率低，其体温低于青壮年；幼儿的高级神经系统尚未发育完善，调节能力差，波动幅度大，因此易引起发热。

(三) 发热的病因

引起发热的病因甚多，临床上可分为感染性和非感染性两大类，以前者多见。

1.感染性病

因各种病原体（如病毒、细菌、支原体、立克次体、螺旋体、真菌、寄生虫等) 引起的感染,不论是急性、亚急性或慢性,局部性或全身性,均可引起发热。其原因系由于病原体的代谢产物或其毒素作用于白细胞而产生致热原。

2. 非感染性病因

(1) 无菌性坏死物质的吸收。

①各种肿瘤及血液病 (如癌、类癌、淋巴肉瘤、急性白血病、急性溶血等) 所引起的组织坏死及细胞破坏。

②因血管栓塞或血栓形成引起的心、肺、脾等内脏梗死或肢体坏死。

③机械性、物理性或化学性的损害: 如大面积烧伤、大手术后组织损伤、内出血、大血肿等。

(2) 抗原 - 抗体反应。

可见于风湿热、血清病、结缔组织病、药物热等。

(3) 内分泌与代谢障碍性疾病。

如甲状腺功能亢进及大量脱水,前者引起产热过多,后者引起散热减少。

(4) 皮肤散热减少。

一般为低热,如广泛性皮炎、鱼鳞癣及慢性心力衰竭而引起的发热。

(5) 体温调节中枢功能失常。

常见因素为: ①物理性 (如中暑、日射病); ②化学性 (如重度安眠药中毒); ③机械性 (如脑出血、硬脑膜下出血、脑震荡、颅骨骨折)。上述各种原因可直接损害体温调节中枢,使其功能失常而引起发热,高热无汗是此类发热的特点。

(6) 自主神经功能紊乱。

由于自主神经功能紊乱,影响正常的体温调节过程,使产热大于散热,致使体温升高,多为低热,常伴有自主神经功能紊乱的其他表现。诊断时应首先排除各类疾病后才能确定。常见的功能性低热有以下几点。

①原发性低热: 由自主神经功能紊乱所致的体温调节障碍或体质异常,低热可持续数月甚至数年之久,热型较规则,体温波动范围小,多在 0.5℃ 之内。

②感染后低热: 感染致发热后,低热不退,而原有感染已愈,此系体温调节中枢对体温的调节功能仍未恢复正常所致。

③夏季低热：多见于幼儿，且多见营养不良或脑发育不全者发生。

④生理性低热：如精神紧张、剧烈运动后，月经前及妊娠初期可有低热现象。

(四) 发热的临床表现

1. 发热的分度

按发热的高低（以口腔测量为准）可分为：①低热，37.3℃~38.0℃。②中等度热，38.1℃~39.0℃。③高热，39.1℃~41.0℃。④超高热，41℃以上。

2. 发热的临床过程

急性发热的临床过程一般分为以下三个阶段。

(1) 体温上升期。

体温上升有骤升和缓升两种方式。

①骤升型：体温在几小时内达到39℃~40℃甚至以上，常伴有寒战。见于疟疾、大叶性肺炎、败血症、急性肾盂肾炎等。

②缓升型：体温逐渐上升，在数日内达到高峰，多数不伴有寒战。如伤寒、结核病等所致的发热。

(2) 高热期。

指体温上升达到高峰之后仍保持一定时间，持续时间长短可因病因不同而异。

(3) 体温下降期。

体温下降有骤降和渐降两种方式。

①骤降：是指体温于数小时内迅速下降至正常，有时可略低于正常，常伴有全身大汗淋漓。常见于疟疾、急性肾盂肾炎、大叶性肺炎等。

②渐降：是指体温数天内逐渐降至正常，如伤寒、风湿热等。

(五) 常见的热型及临床意义

发热性疾病可引起很多症状，发热仅是发热性疾病过程中机体的反应之一。发热的高低和长短及体温的形式，取决于机体的反应性和治疗（抗菌药物、解热药物、肾上腺皮质激素类药物等）的影响，因此未经治疗的典型病例，才可能有典型的热型。

1. 稽留热

稽留热体温常在39℃以上，昼夜间体温变动范围较小，一般上午体温较下午低，但24 h内变动不超过1℃，这种热型可持续数天或数周，退热可渐退或骤退。临床常见于大叶性肺炎、肠伤寒、斑疹伤寒、恙虫病等急性发热病的极期。

2. 弛张热

弛张热体温高低不等，昼夜之间体温波动范围较大，发热时体温可在39℃以上，24 h内体温差达1.5℃～2.0℃甚至更多，但最低温度仍在正常体温以上。临床常见于败血症、严重肺结核、脓毒血症、肝脓肿、支气管肺炎、亚急性细菌性心内膜炎、风湿热、肠伤寒、恶性组织细胞病等。

3. 间歇热

间歇热体温可突然高达39℃以上，先有恶寒或寒战，经几个小时后体温恢复正常，且全身大汗淋漓，以后间歇数小时或1～2日体温又突然升高，反复发作，如此高热与无热交替出现，称为间歇热。临床常见于疟疾，如间日疟或三日疟、化脓性或局灶性感染、肾盂肾炎等。

4. 回归热

回归热是指体温突然升高可达39℃以上，持续数日后降至正常，经过若干时间又重新发热，持续数日以后，又下降至正常，即高热期与无热期各持续若干天，周期性互相交替出现，也称再发热。临床常见于鼠咬热，或在某些发热性疾病的基础上又合并其他发热病。

5. 波状热

体温在数天内逐渐上升至高峰，然后又逐渐下降至微热或常温，不久之后再发高温，体温曲线呈波浪式起伏，称为波状热。临床常见于布氏杆菌病、恶性淋巴瘤、胸膜炎、周期热等。

6. 不规则热

发热无一定的规律，持续时间也不一定，称为不规则热。临床常见于流感、支气管肺炎、渗出性胸膜炎、亚急性细菌性心内膜炎、风湿热、恶性疟疾、肺结核等；也可见于疾病过程中有两种或两种以上的发热疾病合并存在时，如大叶性肺炎引起脓胸及败血症等并发症时，热型可由稽留热变为弛张热。另外，发热患者使用某些药物，如解热镇痛药、肾上腺皮质激素类药物引起退热时，也可使原来的热型变为不规则热型。

二、疼痛

(一) 疼痛的概念与类型

1. 疼痛的概念

疼痛是临床常见的症状，是各种损伤性（化学的、机械的、温度的、生物的）刺激作用于神经末梢的痛觉感受器，通过神经纤维传导至丘脑及大脑皮质，而产生的一种复杂的痛苦感觉。常伴有精神痛苦和机体的防御反应。不同的脏器受损时疼痛的性质也不相同，临床可根据患者疼痛的部位、性质和发作情况等对疾病做出判断。

2. 疼痛的类型

按发生部位与传导途径不同，疼痛可分为如下类型。

（1）皮肤痛。

疼痛感来自体表，可表现为刺痛或烧灼样痛，如皮肤被刺伤、切割、挤压、烧灼等引起的疼痛，定位较明确。

（2）内脏痛。

位于身体深部脏器的病理性疼痛，痛觉产生较慢而持续，定位不明确，不同的脏器对损伤刺激的敏感性不同。中空脏器（如胃、肠、膀胱、胆囊等）对张力刺激极为敏感，因此当肠梗阻、肠痉挛等引起肠腔内张力增高时，会产生剧烈疼痛。而心肌、骨骼肌则对缺血较为敏感。

（3）牵涉痛。

内脏器官或深部组织的疾病引起的疼痛，经常在身体的某一体表部位也会感到疼痛或痛觉过敏。由于发生牵涉痛的体表部位与患病的内脏部位都受同一脊髓节段的后根神经支配，因此痛觉会被牵涉到由相应脊髓后根所支配的皮肤区域。如心绞痛可出现心前区、左肩、左上臂内侧的疼痛；胆囊病变，除有右上腹疼痛外，还会伴有右肩疼痛；肾和输尿管结石引起的疼痛，常放射至腰和腹股沟处；胰腺炎常有腰背部牵涉痛。

(二) 头痛

头痛是指额、顶、颞及枕部的疼痛，可见于多种疾病，大部分无特殊意义，如发热常伴有头痛，但反复发作或持续的头痛，有可能是某些器质性疾病的信号，应认真检查，明确诊断，及早治疗。

1. 头痛的常见病因

引起头痛的原因很多，常见于以下几点。

(1) 颅脑病变。

①感染：各种脑膜炎、脑膜脑炎、脑炎、脑脓肿、脑结核病、脑寄生虫病、中毒性脑病等。

②血管病变：蛛网膜下腔出血、脑出血、脑血栓形成、脑栓塞、高血压脑病、脑供血不足、颅内动脉瘤等。

③占位性病变：脑肿瘤、颅内转移瘤、脑结核瘤、颅内白血病浸润、颅内囊虫病等。

④颅脑外伤：脑震荡、脑挫伤、硬脑膜下血肿、颅内血肿、脑外伤后遗症等。

⑤其他：偏头痛、头痛型癫痫、腰椎穿刺后及硬膜外麻醉后头痛等。

(2) 颅外病变。

①颅骨疾病：如颅骨肿瘤。

②颈部疾病：如颈椎病。

③神经痛：如三叉神经痛、舌咽神经痛、枕神经痛等。

④眼、耳、鼻和齿疾病所致的头痛。

⑤肌收缩性头痛 (或称紧张性头痛)。

2. 头痛的发病机制

①血管因素：各种原因引起的颅内外血管的收缩、扩张及血管受牵引或伸展。

②脑膜受刺激或牵拉。

③具有痛觉的脑神经 (三叉神经、面神经、舌咽神经、迷走神经) 和第1、2、3颈神经被刺激、挤压或牵拉。

④头、颈部肌肉收缩。

⑤五官病变和颈椎病。

⑥生化因素及内分泌紊乱。

⑦神经功能紊乱。

3. 头痛的临床表现

往往根据病因的不同而各有特点。

（1）发病情况。

急性起病并有发热者常为感染疾病所致；急剧的头痛，持续不减并有不同程度的意识障碍而无发热者，提示为颅内血管性疾病；长期的反复发作的头痛或搏动性头痛，多为血管性头痛（如偏头痛）或神经官能症；慢性进行性头痛并有颅内高压的症状应考虑颅内占位性病变。

（2）头痛部位。

了解头痛部位是单侧、双侧或枕部、局部或弥散、颅内或颅外对病因的诊断有重要价值。如前额部疼痛，多见于青光眼、鼻窦炎等；单侧头痛，常见于偏头痛、中耳炎、乳突炎等；全头痛，多见于全身性或颅内感染性疾病；颅内病变的头痛常为持续性且较弥散；颅内深部病变的头痛多向病灶同侧放射。

（3）头痛的程度与性质。

①痛的程度：一般分为轻、中、重，但与病情的轻重并无平行关系。剧烈头痛多见于脑膜炎、偏头痛、三叉神经痛等。脑肿瘤引起的头痛多为中度或轻度。

②头痛的性质：高血压性、血管性及发热性疾病的头痛常为搏动性头痛；神经痛多呈现为电击样痛或刺痛；肌肉收缩性头痛多表现为重压感、紧箍感。

（4）头痛出现的时间与持续时间。

某些头痛可发生在特定时间，如颅内占位病变引起的头痛往往在清晨加剧；鼻窦炎引起的头痛经常发作于清晨和上午；女性偏头痛常与月经周期有关；脑肿瘤引起的头痛多为持续性，可有长短不等的缓解期。

（5）诱发和缓解因素。

如咳嗽、打喷嚏、摇头、俯身等动作可使颅内高压性头痛、血管性头痛、颅内感染性头痛及脑肿瘤性头痛加剧。低头可使鼻窦炎头痛加重。慢性或职业性的颈肌痉挛所致的头痛，可因活动按摩颈肌而逐渐缓解；偏头痛在应用麦角胺后可获缓解。

4.头痛的伴随症状

（1）头痛伴剧烈呕吐：提示为颅内高压，头痛在呕吐后减轻者可见于偏头痛。

（2）头痛伴眩晕：见于小脑肿瘤、椎基底动脉供血不足。

（3）头痛伴发热：见于感染性疾病。

（4）慢性进行性头痛伴精神症状：应注意颅内肿瘤。

（5）慢性头痛突然加剧并有意识障碍：提示可能发生脑疝。

（6）头痛伴视力障碍：可见于青光眼或脑瘤。

（7）头痛伴脑膜刺激征：提示脑膜炎或蛛网膜下腔出血。

（8）头痛伴癫痫发作：可见于脑血管畸形、脑内寄生虫或脑肿瘤。

（9）头痛伴神经功能紊乱：可能是神经功能性头痛。

(三) 胸痛

胸痛主要由胸部疾病引起，少数由其他部位的病变所致。因痛阈的个体差异不同，故胸痛的程度与原发疾病的病情轻重并不完全一致。

1.胸痛的常见病因

引起胸痛的原因很多，主要为胸部疾病，包括以下几种。

（1）胸壁疾病：皮下蜂窝织炎、带状疱疹、肋软骨炎、肋间神经炎、肌炎、肋骨骨折、急性白血病、多发性骨髓炎等。

（2）心血管疾病：心绞痛、急性冠脉综合征包括不稳定性心绞痛、心肌梗死、心肌炎、急性心包炎、主动脉瘤、主动脉窦瘤破裂、主动脉夹层动脉瘤、肺栓塞、肥厚型梗阻性心肌病和心脏神经官能症等。

（3）呼吸系统疾病：胸膜炎、胸膜肿瘤、自发性气胸、血胸、肺炎、肺癌等。

（4）纵隔疾病：纵隔炎、纵隔气肿、纵隔肿瘤、反流性食管炎、食管裂孔疝等。

（5）其他：膈下脓肿、肝脓肿、脾梗死、肝癌、颈椎病（可致心前区痛）等。

2. 胸痛的临床表现

不同原因引起的胸痛各有疼痛部位、放射部位、胸痛的性质及持续时间等特点。

（1）发病年龄。

青壮年胸痛，应注意结核性胸膜炎、自发性气胸、肺炎、心肌炎和急性心包炎。

（2）胸痛部位。

胸痛部位包括疼痛部位及其放射部位。如胸壁疾病特点为疼痛部位局限，局部有压痛；胸壁皮肤炎症，常伴有局部红、肿、热的表现；带状疱疹是成簇水疱沿一侧肋间神经分布伴剧痛，疱疹不越过体表中线；非化脓性肋软骨炎多侵犯第一、二肋软骨，导致局部肿胀隆起；心绞痛和心肌梗死的疼痛多在心前区与胸骨后或剑突下并放射到左肩、左臂内侧、无名指与小指，亦可放射至左颈、咽及面颊部；急性心包炎疼痛及放射部位基本与心绞痛相同；主动脉夹层动脉瘤疼痛位于胸背部，向下放射至下腹等；食管及纵隔病变，胸痛也位于胸骨后，进食或吞咽时会使疼痛加重；自发性气胸、胸膜炎和肺梗死的疼痛多位于患侧腋前线与腋中线附近，后二者如累及肺底、膈胸膜，则疼痛也可放射到同侧肩部等。

（3）胸痛性质。

呈多样性，带状疱疹呈刀割样痛或灼痛；肋间神经痛为阵发性灼痛或刺痛；食管炎则为烧灼痛；心绞痛呈绞窄性伴重压窒息感；心肌梗死则疼痛更为剧烈并有恐惧感、濒死感；主动脉夹层动脉瘤为突然发生的胸背部撕裂样疼痛；干性胸膜炎常呈尖锐刺痛或撕裂痛等；肺栓塞亦为突然剧烈刺痛或绞痛，并常伴有呼吸困难与发绀。

（4）持续时间。

血管平滑肌痉挛或血管狭窄缺血所致疼痛常为阵发性；炎症、肿瘤、栓塞致疼痛呈持续性。如心绞痛发作时间短（1～5 min，不超过 15 min），而心肌梗死疼痛时间长（30 min 以上或数小时），且不易缓解。

（5）影响疼痛的因素。

包括发生诱因、加重与缓解因素。如劳累、精神紧张可诱发心绞痛，休息并含服硝酸甘油等可缓解，而此药对心肌梗死无效；胸膜炎的胸痛，在深呼吸与咳嗽、打喷嚏时加重；反流性食管炎的胸骨后灼痛，常在餐后 1h 出现，仰卧、俯卧或弯腰时会加重，服用促动力药等可减轻。

3.胸痛的伴随症状

(1)伴吞咽困难或疼痛：提示食管疾病，如反流性食管炎。

(2)伴呼吸困难者：提示病变较大范围，见于大叶性肺炎、自发气胸、渗出性胸膜炎和肺栓塞等。

(3)伴咳嗽、咳痰和(或)发热：提示气管、支气管、肺部疾病。

(4)伴咯血：见于肺炎、肺结核、肺栓塞、支气管肺癌。

(5)伴面色苍白、大汗、血压下降或休克：多考虑心肌梗死、夹层动脉瘤、主动脉窦瘤破裂和大面积肺栓塞等。

(四) 腹痛

腹痛多数由腹部脏器疾病引起，但腹腔外疾病及全身疾病也可引起。病变的性质可为器质性，也可为功能性。

1.腹痛的常见病因

一般按起病缓急、病程长短分为急性与慢性腹痛。

(1)急性腹痛。

急性腹痛又称为急腹症，常见病因有以下几种。

①腹腔器官急性炎症：如急性胆囊炎、急性胰腺炎、急性阑尾炎、急性胃肠炎等。

②空腔脏器阻塞或扩张：如肠梗阻、胆石症、胆管蛔虫症、泌尿系结石梗阻等。

③脏器扭转或破裂：如肠扭转、肠系膜或大网膜扭转、卵巢扭转、肝脾破裂、异位妊娠破裂等。

④腹膜炎症：多由胃肠穿孔及阑尾炎穿孔引起。

⑤腹腔内血管阻塞：如缺血性肠病、夹层腹主动脉瘤、脾梗死等。

⑥腹壁疾病：如腹壁挫伤、脓肿及腹壁带状疱疹等。

⑦胸腔疾病所致的腹部牵涉性痛：如急性下壁心肌梗死、肺栓塞、肺炎、胸膜炎、急性心包炎、食管裂孔疝等。

⑧全身性疾病所致的腹痛：如腹型过敏性紫癜、尿毒症等。

（2）慢性腹痛。

①腹腔器官慢性炎症：如反流性食管炎、慢性胃炎、慢性胆囊炎、溃疡性结肠炎等。

②胃、十二指肠溃疡。

③脏器包膜的牵张：腹腔内实质性器官因病变肿胀，导致包膜张力增加而发生的腹痛，如肝瘀血、肝炎、肝脓肿、肝癌等。

④中毒与代谢障碍：如铅中毒、尿毒症等。

⑤肿瘤压迫及浸润。

⑥自主神经功能紊乱：如胃肠神经官能症、肠易激综合征等。

2. 临床表现

（1）腹痛部位。

一般腹痛部位多为病变所在部位。如胃、十二指肠疾病、急性胰腺炎，疼痛多在中上腹部；胆囊炎、胆石症、肝脓肿等疼痛多在右上腹；急性阑尾炎疼痛在右下腹；小肠疾病疼痛多在脐部或脐周；结肠疾病疼痛多在右下腹部；膀胱炎、盆腔炎及异位妊娠破裂，疼痛在下腹部；弥漫性或部位不定的疼痛见于急性弥漫性腹膜炎（原发性或继发性）、机械性肠梗阻、急性出血性坏死性肠炎等。

（2）腹痛的性质和程度。

腹痛的性质和程度与病变性质密切相关。突发的中上腹剧烈刀割样痛、烧灼样痛，多为胃、十二指肠溃疡穿孔；中上腹持续性剧痛或阵发性加剧应考虑急性胃炎、急性胰腺炎；胃肠痉挛、胆石症或泌尿系结石常为阵发性绞痛，且疼痛相当剧烈，致使患者辗转不安；阵发性剑突下钻顶样疼痛是胆管蛔虫症的典型表现；持续性、广泛性剧烈腹痛伴腹壁肌紧张或板样强直，提示为急性弥漫性腹膜炎；隐痛或钝痛多为内脏性疼痛，多由胃肠张力变化或轻度炎症引起；胀痛可能为实质性脏器包膜牵张所致。

胃肠痉挛、胆石症或泌尿系结石引发的阵发性绞痛鉴别如下。

①肠绞痛：疼痛多位于脐周、下腹部，常伴有恶心、呕吐、腹泻、肠鸣音亢进。

②胆绞痛：疼痛位于右上腹，放射至右背与右肩胛，常伴有黄疸、发热，肝可触及或墨菲氏征阳性。

③肾绞痛：疼痛位于腰部并向下放射，达于腹股沟、外生殖器及大腿内侧，常伴有尿频、尿急，小便含蛋白质、红细胞。

（3）腹痛的诱发因素。

胆囊炎或胆石症发作前常有油腻食物进食史；急性胰腺炎发作前常有酗酒、暴食史；部分机械性肠梗阻与腹部手术有关；肝、脾破裂一般见于腹部外伤。

（4）腹痛发作时间与体位的关系。

餐后痛可能是由于胆胰疾病，胃部肿瘤或消化不良所致；饥饿疼痛呈周期性、节律性者见于胃窦、十二指肠溃疡；子宫内膜异位症腹痛与月经有关；卵泡破裂发生在月经中期；胃黏膜脱垂的患者采取左侧卧位可以减轻疼痛。

3. 伴随症状

（1）腹痛伴有黄疸：可见于肝及胆管炎症、胆石症、胰头癌、急性溶血等。

（2）腹痛伴发热、寒战：如有高热或弛张热，常提示腹膜或腹内脏器急性炎症；低热或不规则热，常提示结核或肿瘤等。

（3）腹痛伴休克：有贫血者可能是腹腔脏器破裂（如肝、脾或异位妊娠破裂）；无贫血者见于胃肠穿孔、绞窄性肠梗阻、肠扭转、急性出血性坏死性胰腺炎。腹腔外疾病如心肌梗死也可有腹痛与休克。

（4）腹痛伴反酸、嗳气：提示胃十二指肠溃疡、胃炎或溃疡性消化不良。

（5）腹痛伴呕吐：常见于食物中毒、肠梗阻、急性胰腺炎等。

（6）腹痛伴腹泻：提示消化吸收功能障碍、肠炎、过敏性疾病、肠结核、结肠肿瘤等。

（7）腹痛伴血便：如阿米巴痢疾、肠癌、肠套叠、急性出血性坏死性肠炎等。

（8）腹痛伴血尿：泌尿系疾病，如泌尿系结石等。

三、咳嗽与咳痰

咳嗽是一种保护性反射动作，借以将呼吸道的异物或分泌物排出。但长期、频繁、剧烈的咳嗽会影响工作与休息，则失去其保护性意义，属于病理现象。咳痰是借助咳嗽动作将呼吸道内病理性分泌物或渗出物排出口腔外的病态现象。

(一) 咳嗽常见病因

病因主要为呼吸道与胸膜疾病。

(1) 呼吸道疾病：从鼻咽部到小支气管整个呼吸道黏膜受到刺激时均可引起咳嗽，而刺激效应以喉部杓状间腔和气管分叉部的黏膜最敏感。呼吸道各部位受到刺激性气体、烟雾、粉尘、异物、炎症、出血、肿瘤等刺激时均可引起咳嗽。

(2) 胸膜疾病：胸膜炎、胸膜间皮瘤、胸膜受到损伤或刺激（如自发性或外伤性气胸、血胸、胸膜腔穿刺）等均可引起咳嗽。

(3) 心血管疾病：如二尖瓣狭窄或其他原因所致左心功能不全引起的肺瘀血与肺水肿，或因右心或体循环静脉栓子脱落引起肺栓塞时，肺泡及支气管内有漏出物或渗出物，刺激肺泡壁及支气管黏膜，引起咳嗽。

(4) 胃食管反流病：胃反流物对食管黏膜的刺激和损伤，有少数患者以咳嗽与哮喘为首发或主要症状。

(5) 神经精神因素：呼吸系统以外器官的刺激经迷走神经、舌咽和三叉神经与皮肤的感觉神经纤维传入，经喉下、膈神经与脊神经分别传到咽、声门、膈等，引起咳嗽；神经官能症，如习惯性咳嗽、癔症等。

(二) 咳痰的常见病因

咳痰主要见于呼吸系统疾病，如急、慢性支气管炎、支气管哮喘、支气管肺癌、支气管扩张、肺部感染（包括肺炎、肺脓肿等）、肺结核、过敏性肺炎等。另外，还见于心功能不全所致肺瘀血、肺水肿及白血病、风湿热等所致的肺浸润等。

(三) 咳嗽的临床表现

为判断其临床意义，应注意详细了解下述内容。

1.咳嗽的性质

咳嗽无痰或痰量甚少，称为干性咳嗽，常见于急性咽喉炎、支气管炎的初期、胸膜炎、轻症肺结核等。咳嗽伴有痰液时，称为湿性咳嗽，常见于肺炎、慢性支气管炎、支气管扩张、肺脓肿及空洞性肺结核等疾病。

2. 咳嗽出现的时间与规律

突然出现的发作性咳嗽，常见于吸入刺激性气体所致。急性咽喉炎与气管 - 支气管炎、气管与支气管异物、百日咳、支气管内膜结核、气管或气管分叉部受压迫刺激等。长期慢性咳嗽，多见于呼吸道慢性病，如慢性支气管炎、支气管扩张、肺脓肿和肺结核等。

周期性咳嗽可见于慢性支气管炎或支气管扩张，且往往于清晨起床或晚上卧下时 (体位改变时) 咳嗽加剧；卧位咳嗽比较明显的可见于慢性左心功能不全；肺结核患者常有夜间咳嗽。

3. 咳嗽的音色

咳嗽的音色指咳嗽声音的性质和特点。

(1) 咳嗽声音嘶哑：多见于喉炎、喉结核、喉癌和喉返神经麻痹等。

(2) 金属音调咳嗽：见于纵隔肿瘤、主动脉瘤或支气管癌、淋巴瘤、结节病压迫气管等。

(3) 阵发性连续剧咳伴有高调吸气回声 (犬吠样咳嗽)：见于百日咳、会厌、喉部疾患和气管受压等。

(4) 咳嗽无声或声音低微：可见于极度衰弱或声带麻痹的患者。

(四) 痰的性状及临床意义

痰的性质可分为黏液性、浆液性、脓性、黏液脓性、血性等。急性呼吸道炎症时痰量较少，多呈黏液性或黏液脓性；慢性阻塞性肺疾病时，多为黏液泡沫痰，当痰量增多且转为脓性时，常提示急性加重；支气管扩张、肺脓肿、支气管胸膜瘘时痰量较多，清晨与晚睡前增多，且排痰与体位有关，痰量多时静置后会出现分层现象：上层为泡沫、中层为浆液或浆液脓性、底层为坏死组织碎屑；肺炎链球菌肺炎咳铁锈色痰；肺部感染厌氧菌时，脓痰有恶臭味；阿米巴性肺脓肿咳巧克力色痰；肺水肿咳粉红色泡沫痰；肺结核、肺癌常咳血痰；黄绿色或翠绿色痰，提示为铜绿假单胞菌 (绿脓杆菌) 感染；痰白黏稠、牵拉成丝难以咳出，提示为白色念珠菌感染。

(五) 咳嗽与咳痰的伴随症状

(1) 咳嗽伴发热：见于呼吸系 (上、下呼吸道) 感染、胸膜炎、肺结核等。

(2) 咳嗽伴胸痛：多见于肺炎、胸膜炎、自发性气胸、肺梗死和支气管肺癌。

(3) 咳嗽伴呼吸困难：见于喉炎、喉水肿、喉肿瘤、支气管哮喘、重度慢性阻塞性肺疾病、重症肺炎和肺结核、大量胸腔积液、气胸、肺瘀血、肺水肿、气管与支气管异物等。呼吸困难严重时还会引起动脉血氧分压降低 (缺氧) 出现发绀。

(4) 咳嗽伴大量脓痰：见于支气管扩张症、肺脓肿、肺囊肿合并感染和支气管胸膜瘘等。

(5) 咳嗽伴咯血：多见于肺结核、支气管扩张、支气管肺癌、二尖瓣狭窄、肺含铁血黄素沉着症、肺出血肾炎综合征等。

(6) 慢性咳嗽伴杵状指 (趾)：主要见于支气管扩张、肺脓肿、支气管肺癌和脓胸等。

(7) 咳嗽伴哮鸣音：见于支气管哮喘、慢性支气管炎喘息型、弥漫性支气管炎、心源性哮喘、气管与支气管异物、支气管肺癌引起气管与大气管不完全阻塞等。

(8) 咳嗽伴剑突下烧灼感、反酸、饭后咳嗽明显：提示为胃 - 食管反流性咳嗽。

四、恶心和呕吐

(一) 恶心与呕吐的概念

恶心常为呕吐的前驱感觉，但也可单独出现，主要表现为上腹部的特殊不适感，常伴有脸色苍白、流涎、脉搏缓慢、血压降低等迷走神经兴奋症状。

呕吐是指胃内容物或一部分小肠内容物，通过食管逆流出口腔的一种复杂的反射动作。呕吐可将食入胃内的有害物质吐出，从而起反射性保护性作用。但实际上呕吐往往并非由此引起，且频繁而剧烈的呕吐可引起脱水、电解质紊乱、酸碱平衡失调、营养障碍等情况。

(二) 恶心与呕吐的病因

引起恶心与呕吐的原因很多，按发病机制可分为以下四类。

1. 反射性呕吐

(1) 口咽部受到刺激。

(2) 各种原因的胃肠疾病：如急性中毒、急慢性胃肠炎、幽门梗阻、肠梗阻等，为胃黏膜受细菌、化学性及物理性刺激或胃黏膜炎症所致的呕吐。

(3) 肝、胆、胰与腹膜疾病：急性肝炎、急性胆囊炎和急性胰腺炎、急性腹膜炎等，由于腹腔内感觉神经受到刺激，特别是腹腔内脏病变侵及腹膜时引起反射性呕吐。

(4) 呼吸系统疾病：百日咳等各种原因引起的支气管刺激。

(5) 心血管疾病：如急性心肌梗死常有恶心呕吐，可能系心肌病变的刺激引起迷走神经对胃肠的反射作用所致。休克初期、心功能不全、低血压伴昏厥也可发生恶心呕吐症状。

(6) 泌尿系统及生殖系统疾病：如泌尿系结石、肾绞痛、盆腔炎等。

(7) 其他原因：如青光眼、屈光不正、急性传染病等。

2. 中枢性呕吐

(1) 颅内感染：各种脑炎、脑膜炎、脑脓肿等。

(2) 脑血管疾病：脑出血、脑栓塞、高血压脑病、椎-基底动脉供血不足、偏头痛等。

(3) 颅脑损伤：脑震荡、颅内血肿等。

(4) 颅内高压症：如脑积水、脑肿瘤等。

(5) 药物或化学性毒物的作用：如一些抗生素、抗癌药等。

(6) 其他：代谢障碍 (如低钠血症、酮症酸中毒、尿毒症)、妊娠、甲状腺危象、艾迪生病危象等。

3. 前庭障碍性呕吐

迷路炎、梅尼埃病、晕动病等。

4. 神经官能性呕吐

胃神经官能症、癔症等。

妊娠呕吐与乙醇性胃炎的呕吐常于清晨发生。胃源性呕吐常与进食、饮酒、服用药物有关，常伴有恶心，呕吐后会感觉轻松。喷射性呕吐常见于颅内高压症，常无恶心的先兆，呕吐后不感觉轻松。呕吐物如为大量，提示有幽门梗阻、胃潴留或十二指肠淤滞。腹腔疾病、心脏病、尿毒症、糖尿病酮症酸中毒、颅脑疾患或外伤等所致呕吐，常有相应病史综合进行诊断。

(三) 发病机制

呕吐中枢位于延髓，有两个功能不同的机构：一是神经反射中枢即呕吐中枢，直接支配呕吐动作，接受来自消化管、大脑皮质、内耳前庭、冠状动脉及化学感受器触发带的传入冲动；二是化学感受器触发带，它不直接支配呕吐的实际动作，但能接受各种外来的化学物质或药物及内生的代谢产物（如感染、酮症酸中毒、尿毒症等）的刺激，并发出神经冲动，传至呕吐反射中枢再引发呕吐。

呕吐是一个复杂的反射动作，其过程分为三个阶段，即恶心、干呕和呕吐，有时并无恶心和干呕的先兆。恶心时胃张力和蠕动减弱，十二指肠张力增强，可伴有或不伴有十二指肠液反流。干呕时胃上部放松而胃窦部短暂收缩。呕吐时为胃窦部持续收缩，贲门开放，腹肌收缩，导致腹压增加，迫使胃内容物急速而猛烈地从胃反流，经食管、口腔而排出体外。

(四) 临床表现

1. 呕吐的时间

晨起呕吐见于早期妊娠，亦可见于尿毒症、慢性乙醇中毒或功能性消化不良；晚上或夜间呕吐见于幽门梗阻。

2. 呕吐与进食的关系

发生在餐后 1h 以上者为延迟性呕吐；餐后即刻呕吐可能为神经性呕吐；餐后较久或数餐后呕吐见于幽门梗阻；餐后近期呕吐，特别是集体发病，多为食物中毒所致。

3. 呕吐的特点

急性胃炎或药物刺激引起的呕吐常伴恶心，开始呕吐较重，呕吐后即感舒适；颅内高压性呕吐呈喷射状，常无恶心先兆，呕吐后不感觉轻松。

4.呕吐物的性质

呕吐物带发酵、腐败气味提示胃潴留；带粪臭味提示低位小肠梗阻；呕吐物不含胆汁说明梗阻多在十二指肠乳头以上部位，含多量胆汁则提示梗阻多在十二指肠乳头以下部位。

（五）伴随症状

（1）呕吐伴头痛者：见于颅内高压、青光眼、偏头痛等。

（2）呕吐伴腹泻：多见于急性胃肠炎、细菌性食物中毒、霍乱和各种原因引起的急性中毒等。

（3）呕吐伴剧烈腹痛：应考虑急性阑尾炎、急性胆囊炎和胰腺炎、肠梗阻等。

（4）呕吐伴寒战、发热、黄疸、右上腹痛者：应考虑急性胆管感染等。

（5）呕吐伴眩晕、眼球震颤者：见于前庭器官疾病。

（6）已婚育龄妇女，停经伴晨起呕吐：提示早孕。

五、腹泻

（一）腹泻的概念

腹泻指排便次数多于平时，粪便稀薄，含水量增加，有时脂肪增多，带有不消化物，或带有黏液、脓血，系由于肠黏膜吸收障碍或炎性分泌物增加，肠蠕动过速所致。

（二）腹泻的常见病因

根据腹泻病程长短，分为急性腹泻与慢性腹泻两种，持续或反复超过两个月的腹泻，为慢性腹泻。

1.急性腹泻的病因

病程多不超过三周，其中最常见原因是感染。

（1）食物中毒。

由于食物被金黄色葡萄球菌、蜡样芽孢杆菌、产气荚膜梭状芽孢杆菌、肉毒杆菌等毒素污染，多表现为非炎症性水泻。

（2）肠道感染。

①病毒感染：如轮状病毒、肠腺病毒等病毒感染。

②细菌感染：霍乱弧菌和产毒性大肠杆菌可致小肠非炎症性水泻；沙门菌属、志贺菌属、弯曲杆菌属、小肠结肠炎耶尔森菌、侵入性大肠杆菌、金黄色葡萄球菌、副溶血性弧菌、难辨性梭状芽孢菌可致结肠炎，产生脓血腹泻。

③寄生虫感染：梨形鞭毛虫、隐孢子虫感染可致小肠非炎症性水泻。溶组织肠阿米巴侵犯结肠时引起炎症、溃疡和脓血腹泻。

④旅行者腹泻：是旅途中或旅行后发生的腹泻。多数为感染所致，病原体常为产毒性大肠杆菌、沙门氏菌、梨形鞭毛虫、溶组织阿米巴等。

（3）全身性感染。

如败血症、伤寒、副伤寒、钩端螺旋体病。

（4）其他。

过敏性紫癜、变态反应性肠炎、药物引起的腹泻（泻药、高渗性药、拟胆碱能药、抗菌药和某些降压或抗心律失常药等）。

2. 慢性腹泻的病因

（1）消化系统疾病。

多种消化系统疾病导致消化、吸收障碍可引起腹泻。

①胃部疾病：如慢性萎缩性胃炎、胃大部切除术后。

②肠道感染：肠结核、慢性细菌性痢疾、阿米巴痢疾、血吸虫病等。

③肠道其他疾病：如肠道肿瘤、息肉，慢性非特异性溃疡性结肠炎，吸收不良综合征。

④肝、胆、胰腺病变：肝硬化、慢性胆囊炎、胰腺癌等。

（2）内分泌及代谢性疾病。

如甲状腺功能亢进、糖尿病性肠炎。

（3）神经功能紊乱。

如神经功能性腹泻、肠易激综合征。

（4）其他。

如尿毒症、系统性红斑狼疮、药物不良反应等。

急性腹泻起病急骤，病程较短，多为感染或食物中毒所致。每天排便次数增多，如为细菌感染，常有黏液血便或脓血便，且常伴有腹痛、发热、里急后重等症状，并常可引起脱水、电解质紊乱与酸碱失衡，甚至全身衰竭等。

慢性腹泻起病缓慢，病程一般在两个月以上，多见于慢性感染、吸收不良、肠道肿瘤或神经功能紊乱等，粪便中可有或没有病理成分，长期腹泻可导致营养障碍、维生素缺乏、体重减轻、营养不良性水肿等。

(三)腹泻的发生机制

从病理生理角度可归纳为以下几点。

(1)渗出性腹泻：肠黏膜炎症时渗出大量黏液、脓血，可致腹泻。

(2)分泌性腹泻：在刺激肠黏膜分泌的因子(如霍乱弧菌或大肠杆菌分泌的肠毒素)作用下，肠道黏膜的分泌细胞分泌大量电解质和水分，超过吸收能力，导致腹泻。

(3)渗透性腹泻：亦称为高渗性腹泻，是由于各种原因导致的肠腔内渗透压增高，使血浆中的水分很快透过肠黏膜进入肠腔，直到肠内容物被稀释成等张为止，肠腔存留的大量液体可刺激肠运动而致腹泻。见于乳糖酶缺乏引起的肠内高渗(乳糖不耐受症)及食入高渗性药物(如硫酸镁等泻药和甘露醇等脱水剂)等。

(4)吸收不良性腹泻：许多疾病造成弥漫性肠黏膜损伤和功能改变，可导致吸收不良性腹泻，见于肠黏膜面积减少如小肠被手术切除超过全长的75%或剩余段少于120 cm可致短肠综合征，各种营养物质的吸收均不完全。

(5)动力性腹泻：肠蠕动速度增加，以致肠内容物过快通过肠腔，与黏膜接触时间过短，因而影响消化与吸收，导致发生腹泻。见于甲状腺功能亢进、肠功能紊乱等。

(四)腹泻的临床表现

1.起病缓急及病程长短

骤然起病多见于肠道感染或食物中毒；起病缓慢及病程较长者，多见于慢性感染、非特异性炎症、吸收不良、肠道肿瘤或神经功能紊乱。

2.腹泻的次数及性质

腹泻量较大者见于分泌性腹泻，而渗出性腹泻量较少。急性细菌性痢疾起病急，大便次数多（一日数十次），大便呈脓血样；阿米巴痢疾排果酱样便，并含脓血及粪质，量较多且有恶臭；消化、吸收不良性腹泻如胰源性腹泻或吸收不良综合征，粪便最多，有恶臭，呈灰土色油脂状，表示脂肪的消化及吸收障碍，常由慢性胰腺炎、胆管阻塞、肠系膜淋巴结病变等引起；慢性腹泻大便为黏液血便或脓血便者，见于慢性痢疾或溃疡性结肠炎，也见于结肠或直肠癌。

3.腹泻与腹痛的关系

急性腹泻伴腹痛，常见于肠道感染；腹痛在脐周且排便后不能缓解者，病变可能在小肠；下腹疼痛，排便后可缓解，提示病变可能在结肠；分泌性腹泻常不伴有腹痛。

（五）腹泻的伴随症状

（1）腹泻伴发热：见于急性细菌性痢疾、急性肠炎、伤寒或副伤寒、肠结核、结肠癌等。

（2）腹泻伴里急后重：见于急性细菌性痢疾、直肠癌等。

（3）腹泻伴明显消瘦：见于胃肠道恶性肿瘤、吸收不良综合征等。

（4）腹泻伴腹部包块：见于胃肠道恶性肿瘤、增殖型肠结核、克罗恩病等。

（5）腹泻伴有呕吐：常见于食物中毒、肠变态反应性疾病等。

（6）腹泻伴关节痛：见于红斑狼疮、慢性非特异性溃疡性结肠炎、克罗恩病等。

（7）腹泻伴皮疹：见于败血症、伤寒或副伤寒、过敏性紫癜等。

（8）腹泻与便秘交替：常见于肠结核、肠易激综合征等。

（9）腹泻伴重度脱水：见于分泌性腹泻，如霍乱及细菌性食物中毒等。

六、晕厥

(一) 晕厥的概念

晕厥是由于一时性广泛大脑供血不足或缺氧而发生短暂性意识丧失状态。发病时因肌张力消失不能保持正常姿势而倒地。突然发生,意识丧失时间很少超过 20~30s,少数可持续数分钟。部分晕厥发作前会出现头晕、耳鸣、出汗、视力模糊及心悸等前兆症状,发作后有疲乏无力、恶心、呕吐及嗜睡,甚至大小便失禁等症状。晕厥过后意识迅速恢复,恢复后一般不留后遗症。

(二) 晕厥的病因、发生机制与临床表现

晕厥已知的病因可分为:血管舒缩障碍、心源性、神经血管性和血液成分异常四大类。绝大多数晕厥的发生是由血管舒缩功能障碍引起的。

1. 血管舒缩障碍

(1) 血管迷走性晕厥。

多见于年轻人,因疼痛、疲劳、紧张、恐惧、受惊及各种创伤等原因诱发晕厥。表现为头晕、恶心、面色苍白、出冷汗、瞳孔散大、过度换气等自主神经功能紊乱表现。

其发生机制:站立时血液淤积于下肢,回心血量减少,正常的代偿反应为血管收缩、心率增快、心肌收缩更加有力,然而对于血管迷走晕厥敏感患者,有力的心室收缩可使心室相对排空,激活心室机械感受器,触发反射性低血压和(或)心动过缓,引发晕厥。

(2) 直立性低血压。

直立性低血压又称为体位性低血压,常见于久病卧床后突然起立、孕妇站立过久、年老体弱者下蹲时间过长突然站起等原因诱发晕厥。

①服用某些药物:如利尿药、扩血管药等。

②原发性自主性神经功能障碍:如特发性直立性低血压等。

③继发性自主性神经功能障碍:衰老、自身免疫性疾病,如吉兰-巴雷综合征和系统性红斑狼疮、全身性疾病如糖尿病和肾衰竭等。

（3）颈动脉窦性晕厥。

由于颈动脉窦过度敏感所致。常见突然转动颈部或衣领过紧所诱发，与颈动脉硬化或狭窄有关。

（4）排尿性晕厥。

常见于成年男性，清晨或半夜起床排尿时或排尿结束时诱发晕厥。其机制可能为综合因素，有夜间迷走神经张力的增高、体位骤变及排尿时的屏气动作等。

（5）咳嗽晕厥。

发生于咳嗽或打喷嚏后，多发生在男性患者，由夜间、清晨或午睡后起床排尿引发。其机制尚不十分清楚，可能与剧烈咳嗽刺激迷走反射有关，也可能与胸腔压力的升高、回心血量减少有关。

（6）运动及运动后晕厥。

在运动中或运动后一时性的知觉丧失，常伴有一过性的心动过缓（窦性心动过缓、窦性停搏、房室传导阻滞）和（或）血压下降，常见于锻炼少的青少年。其机制是由于：①心输出量减少。②因久站不动、久蹲突然起身、跑步后突然停止活动等，均可因重力作用使血回流量减少，而形成脑缺血。

2. 心源性晕厥

突出表现为劳累性晕厥，其发生机制为心排出量不能满足运动或劳力需要而发生晕厥。常见病因有以下几点。

（1）心排出量减少。

①左心室流出道梗阻：如主动脉瓣狭窄、心房黏液瘤、肥厚型心肌病、二尖瓣狭窄。

②右心室流出道梗阻：如肺栓塞、肺动脉高压、肺动脉瓣狭窄。

③泵衰竭：如心肌缺血或心肌梗死及其他心脏疾病如主动脉夹层瘤、心包压塞等。

（2）各种心律失常。

①缓慢性心律失常：病态窦房结综合征、Ⅱ或Ⅲ度房室传导阻滞、起搏器功能异常。

②快速性心律失常：如室上性心动过速、室性心动过速、快速性房颤、长 QT 综合征等。

3. 神经源性晕厥

常见于脑动脉硬化、短暂性脑缺血、椎 - 基底动脉供血不足、脑血管意外、偏头痛和癫痫小发作等。

4. 血液成分异常

（1）低血糖症。

由于血糖降低影响脑能量代谢引发。晕厥前有出汗、饥饿、耳鸣、眩晕等表现。

（2）过度换气综合征。

由于情绪紧张或癔症，呼吸深度和频率常明显增加，从而导致呼吸性碱中毒等，临床表现为头晕、头痛、抽搐、口周肢端麻木和晕厥。

（3）重度贫血。

由于血氧低下，在运动或应激条件下发生晕厥。

（三）晕厥的伴随症状

（1）晕厥伴有明显的自主神经功能障碍：如面色苍白、出汗、恶心等，多见于血管抑制性晕厥或低血糖晕厥。

（2）晕厥伴心悸、胸闷、心前区痛：见于心源性晕厥。

（3）晕厥伴神经症状、体征：见于神经源性晕厥。

（4）晕厥伴有抽搐：见于中枢神经系统疾病、心源性晕厥等。

（5）晕厥伴有恶心、呕吐：提示血管迷走性晕厥。

（6）晕厥伴休克：见于异位妊娠破裂大出血等。

（7）晕厥伴有呼吸深快、手足发麻、抽搐者：见于换气过度综合征、癔症等。

（8）晕厥发生在体位改变后即刻：见于直立性低血压。

七、水肿

（一）水肿的概念

人体组织间隙有过多的液体积聚使组织肿胀称为水肿。可分为全身性水肿和局部水肿。

全身性水肿：体液在组织间隙呈弥漫性分布，常表现为全身多部位水肿和皮肤受压后长时间下陷，也称为凹陷性水肿。

局部水肿：体液积聚在局部组织间隙。局部水肿容易在组织比较疏松及身体最低的部位出现，体液积聚在体腔时称为积液，如胸腔积液、腹腔积液、心包积液等，是水肿的特殊性形式。

（二）水肿的发生机制

各种疾病引起水肿的机制不相同，但不外乎两个基本原因：一是细胞外液容量增多，过多的液体分布于组织间隙或体腔成为水肿或积液；二是血管内外液体交换失去平衡，致使组织间液生成多于回流而形成水肿。正常情况下，血管内外液体维持着动态平衡，这种平衡有赖于血管内、外的静水压和胶体渗透压，当某些因素使得这种动态平衡失调时，液体从毛细血管的流出量大于流入量，即导致水肿。

产生水肿的主要因素有：①水钠潴留：如继发性醛固酮增多症等。②毛细血管静脉端血压升高：如右心功能不全等。③毛细血管通透性增高：如急性肾炎等。④血浆胶体渗透压降低：如肾病综合征、慢性肝病及其他原因引起的清蛋白减少。⑤淋巴或静脉回流受阻：如丝虫病或血栓性静脉炎等。

（三）水肿的病因与分类及临床表现

发生水肿时，皮肤张紧发亮，原有皮肤皱纹变少或消失，甚至有液体渗出，或以手指按压局部后发生凹陷。根据引起水肿的病因不同，可分为全身性水肿与局部性水肿。

1.全身性水肿

（1）心源性水肿。

由于各种原因引发右心功能不全时可出现水肿，发生机制主要是有效循环血量减少导致肾血流量减少，继发性醛固酮增多，引起水钠潴留及静脉压增高，组织液回收减少。

临床表现：主要是右心衰竭的表现，水肿的特点是首先出现在身体下垂部位，如下肢，长期卧床者水肿多出现于背部及会阴部，伴有体循环瘀血的其他表现，如颈静脉怒张、肝大、静脉压升高，严重时可出现胸、腹腔积液。

(2) 肾源性水肿。

可见于各型肾炎和肾病，发生机制是由于大量蛋白尿导致低蛋白血症及肾血流量减少，继发性醛固酮增多，引起水钠潴留。

临床表现：水肿的特点是最初为晨起眼睑和颜面水肿，以后可发展为全身水肿。肾病综合征时常为中重度水肿，凹陷性明显，可伴有胸腔积液、腹腔积液，同时还可伴有尿蛋白、高血压和肾功能损害。

(3) 肝源性水肿。

见于失代偿期肝硬化，发生机制主要是由于清蛋白合成减少引起低清蛋白血症、门静脉压升高及继发性醛固酮增多，出现水肿。

临床表现：其特点为发生缓慢，常以腹腔积液为主，大量腹腔积液使腹内压增高，进一步阻碍下肢静脉回流而引起下肢水肿，最先出现在踝部，逐渐向上蔓延，常同时伴有脾大、腹壁静脉怒张等门脉高压的表现。

(4) 营养不良性水肿。

主要是由于低蛋白血症引起血管内胶体渗透压降低所致。常发生于摄食不足、长期缺乏营养、肠道吸收障碍、慢性消耗性疾病等。此外，维生素 B_1 缺乏症，也是产生水肿的附加因素。临床表现：水肿特点是先从足部开始逐渐蔓延及全身，常伴有消瘦、体重减轻等。

(5) 黏液性水肿。

见于甲状腺功能减退者，特点为非凹陷性水肿（因组织液中蛋白含量较高），好发于下肢胫骨前区域，也可出现于眼眶周围。

(6) 经前期紧张综合征。

特点为月经前 7~14 天出现眼睑、踝部及手部轻度水肿，可伴有乳房胀痛、盆腔沉重感，月经后水肿逐渐消退。

(7) 药物性水肿。

肾上腺皮质激素、雄激素、雌激素、胰岛素、扩血管药物，特别是钙拮抗剂。

(8) 特发性水肿。

几乎只发生于妇女，原因未明，可能与内分泌功能失调导致毛细血管通透性增加，以及直立体位的反应异常有关。临床特点为周期性水肿，主要见于身体下垂部位，体重昼夜变化很大，可达数千克之多，天气炎热或月经前变化更为明显。

（9）其他。

如结缔组织疾病所致水肿（硬皮病、皮肌炎）、妊娠中毒和血清病等。

2. 局部性水肿

由于局部静脉、淋巴回流受阻或毛细血管通透性增加所致，如局部炎症和过敏、肢体静脉血栓形成、血栓性静脉炎、上下腔静脉阻塞综合征及丝虫病等。

八、发绀

（一）发绀的概念

发绀是指血液中脱氧血红蛋白增多，使皮肤、黏膜呈青紫色的表现。广义的发绀还包括由异常血红蛋白衍生物（高铁血红蛋白、硫化血红蛋白）所致皮肤黏膜青紫现象。

发绀在皮肤较薄、色素较少和毛细血管丰富的部位如口唇、鼻尖、颊部与甲床等处较为明显，易于观察。

（二）发绀的病因、发生机制及临床表现

发绀的原因有血液中还原血红蛋白增多及血液中存在异常血红蛋白衍生物两大类。

1. 血液中还原血红蛋白增多

血液中还原血红蛋白增多所致引起的发绀，是发绀的主要原因。

血液中还原血红蛋白绝对含量增多。还原血红蛋白浓度可用血氧未饱和度表示，正常动脉血氧未饱和度为5%，静脉内血氧未饱和度为30%，毛细血管中血氧未饱和度约为前两者的平均数。每1g血红蛋白约与1.34mL氧结合。当毛细血管血液中的还原血红蛋白量超过50g/L（5 g/dL）时，皮肤黏膜即可出现发绀。

（1）中心性发绀。

这是由于心、肺疾病导致动脉血氧饱和度（SaO_2）降低引起。发绀的

特点是全身性的，除四肢与面颊外，亦见于黏膜（包括舌及口腔黏膜）与躯干的皮肤，但皮肤温暖。中心性发绀又可分为肺性发绀和心性混血性发绀两种。

第一，肺性发绀。①病因：见于各种严重呼吸系统疾病，如呼吸道（喉、气管、支气管）阻塞、肺部疾病（肺炎、阻塞性肺气肿、弥漫性肺间质纤维化、肺瘀血、肺水肿、急性呼吸窘迫综合征）和肺血管疾病（肺栓塞、原发性肺动脉高压、肺动静脉瘘）等。②发生机制：是由于呼吸功能衰竭，通气或换气功能障碍，肺氧合作用不足，致使体循环血管中还原血红蛋白含量增多而出现发绀。

第二，心性混血性发绀。①病因：见于发绀型先天性心脏病，如法洛（Fallot）四联征、艾森门格（Eisenmenger）综合征等。②发生机制：是由于心与大血管之间存在异常通道，部分静脉血未通过肺进行氧合作用，即经异常通道分流混入体循环动脉血中，如分流量超过心输出量的1/3时，即可引起发绀。

（2）周围性发绀。

这是由于周围循环血流障碍所致，发绀特点是常见于肢体末梢与下垂部位，如肢端、耳垂与鼻尖，这些部位的皮肤温度低、发凉，若按摩或加温耳垂与肢体端，使其温暖，发绀即可消失。此点有助于与中心性发绀相鉴别，后者即使按摩或加温，青紫也不会消失。此型发绀又可分为瘀血性周围性发绀、真性红细胞增多症和缺血性周围性发绀三种。

第一，瘀血性周围性发绀。①病因：如右心衰竭、渗出性心包炎、心包压塞、缩窄性心包炎、局部静脉病变（血栓性静脉炎、上腔静脉综合征、下肢静脉曲张）等。②发生机制：是因体循环瘀血、周围血流缓慢，氧在组织中被过多摄取所致。

第二，缺血性周围性发绀。①病因：常见于重症休克。②发生机制：由于周围血管痉挛收缩，心输出量减少，循环血容量不足，导致血流缓慢，周围组织血流灌注不足、缺氧，致皮肤黏膜呈青紫、苍白。③局部血液循环障碍，如血栓闭塞性脉管炎、雷诺（Raynaud）病、肢端发绀症、冷球蛋白血症、网状青斑、严重受寒等，由于肢体动脉阻塞或末梢小动脉强烈痉挛、收缩，可引起局部冰冷、苍白与发绀。

第三，真性红细胞增多症。所致发绀亦属周围性，除肢端外口唇亦可发绀。其发生机制是由于红细胞过多，血液黏稠，导致血流缓慢，周围组织摄氧过多，还原血红蛋白含量增高所致。

（3）混合性发绀。

中心性发绀与周围性发绀并存，可见于心力衰竭（左心衰竭、右心衰竭和全心衰竭），因肺瘀血或支气管 - 肺病变，导致血液在肺内氧合不足及周围血流缓慢，毛细血管内血液脱氧过多所致。

2. 异常血红蛋白衍化物

血液中存在着异常血红蛋白衍化物（高铁血红蛋白、硫化血红蛋白），较少见。

（1）药物或化学物质中毒所致的高铁血红蛋白血症。

①发生机制：由于血红蛋白分子的二价铁被三价铁所取代，致使失去与氧结合的能力，当血液中高铁血红蛋白含量达 30g/L 时，即可出现发绀。此种情况通常由伯氨喹、亚硝酸盐、氯酸钾、次硝酸铋、磺胺类、苯丙砜、硝基苯、苯胺等中毒引起。

②临床表现：其发绀特点是急骤出现，呈暂时性，且病情严重，经过氧疗后青紫不减，抽出的静脉血呈深棕色，暴露于空气中也不能转变成鲜红色，若静脉注射亚甲蓝溶液、硫代硫酸钠或大剂量维生素 C，均可使青紫消退。经分光镜检查可证明血中高铁血红蛋白的存在。由于大量进食含有亚硝酸盐的变质蔬菜而引起的中毒性高铁血红蛋白血症，也可出现发绀，称为"肠源性青紫症"。

（2）先天性高铁血红蛋白血症。

患者自幼即有发绀，有家族史，而无心肺疾病及引起异常血红蛋白的其他原因，身体一般健康状况较好。

（3）硫化血红蛋白血症。

①发生机制：硫化血红蛋白并不存在于正常红细胞中。凡能引起高铁血红蛋白血症的药物或化学物质也能引起硫化血红蛋白血症，但须患者同时有便秘或服用硫化物（主要为含硫的氨基酸），在肠内形成大量硫化氢为先决条件。所服用的含氮化合物或芳香族氨基酸则起触媒作用，使硫化氢作用于血红蛋白，而生成硫化血红蛋白，当血液中含量达 5g/L 时，即可出现发绀。

②临床表现：发绀的特点是持续时间长，可达几个月甚至更长时间，因硫化血红蛋白一经形成，不论在体内或体外均不能恢复为血红蛋白，而红细胞寿命仍正常；患者血液呈蓝褐色，经分光镜检查可确定硫化血红蛋白的存在。

（三）发绀的伴随症状

（1）发绀伴呼吸困难：常见于重症心、肺疾病和急性呼吸道阻塞、气胸等；先天性高铁系血红蛋白血症和硫化血红蛋白血症虽有明显发绀，但一般无呼吸困难。

（2）发绀伴杵状指（趾）：病程较长后出现，主要见于发绀型先天性心脏病及某些慢性肺内部疾病。

（3）急性起病伴意识障碍和衰竭：见于某些药物或化学物质急性中毒、休克、急性肺部感染等。

九、呼吸困难

（一）呼吸困难的概念

呼吸困难是常见症状，也是客观体征，患者主观上感觉气不够用或呼吸费力，客观上表现为呼吸频率、深度（如呼吸快而浅、慢而深）和节律的异常。严重者可见鼻翼扇动、张口耸肩呼吸及发绀，呼吸辅助肌也参与呼吸活动。

（二）呼吸困难的病因、发生机制与临床表现

引起呼吸困难的原因主要是呼吸系统和心血管系统疾病，此外中毒、神经精神因素、血液病等也会引起呼吸困难。

1.呼吸系统疾病（肺源性呼吸困难）

（1）病因。

①气道阻塞：喉与气管疾病，如急性会厌炎、急性喉炎、喉水肿、喉癌、白喉、喉与气管异物、气管肿瘤、气管受压（甲状腺肿大、纵隔肿瘤等）、支气管哮喘、慢性阻塞性肺疾病、支气管肺癌等。

②肺疾病：如大叶性肺炎、支气管肺炎、肺不张、弥漫性肺间质纤维化、传染性非典型肺炎（SARS）及急性呼吸窘迫综合征、卡氏肺囊虫肺炎、肺水肿等。

③胸壁、胸廓与胸膜疾病：如气胸、大量胸腔积液、广泛显著胸膜粘连增厚、胸廓外伤和严重胸廓、脊柱畸形等。

④神经 - 肌肉疾病与药物不良反应：如脊髓灰质炎和运动神经元疾病累及颈髓、急性多发性神经根神经炎、重症肌无力、药物（肌松剂、氨基苷类抗生素等）致呼吸肌麻痹等。

⑤膈疾病与运动受限：如膈肌麻痹、大量腹腔积液、腹腔巨大肿瘤、胃扩张和妊娠末期等。

（2）发生机制。

①上、下气道阻塞、胸廓与膈运动障碍、呼吸肌力减弱与活动受限：致肺通气量降低、肺泡氧分压降低等。

②肺实质疾病：主要因肺通气 / 血流（V/Q）比例失调。

③肺水肿、肺间质疾病：主要因弥散障碍，致动脉血氧分压降低，而引起呼吸困难。

（3）临床表现。

①吸气性呼吸困难：特点为吸气费力、显著困难，重者因呼吸肌极度用力，胸腔内负压增高，出现三凹征（胸骨上窝、锁骨上窝、肋间隙在吸气时明显凹陷），可伴有高调吸气性喉鸣音。此种表现提示为喉、气管与大支气管狭窄与阻塞。

②呼气性呼吸困难：特点是呼气费力，呼气时间明显延长而缓慢，听诊肺部常有哮鸣音。见于下呼吸道阻塞疾病，如支气管哮喘、喘息性支气管炎等。

③混合性呼吸困难：表现为吸气与呼气均感费力，呼吸频率加快、变浅，听诊肺常有呼吸音异常（减弱或消失），可有病理性呼吸音。主要见于广泛肺实质或肺间质病变及严重胸廓、膈肌、胸膜与神经 - 肌肉疾患。

2.心源性呼吸困难

由循环系统疾病所引起，主要见于左心或右心功能不全。

（1）病因。

①各种原因引起的心力衰竭，特别是左心衰竭，如高血压心脏病、冠心病、风湿性心脏瓣膜病、心肌病、心肌炎及先天性心脏病、慢性肺源性心脏病等。

②心包积液、心包压塞。

③原发性肺动脉高压。

④肺栓塞。

（2）发病机制。

呼吸困难主要是由于肺瘀血、间质性肺水肿等导致肺换气功能障碍，引起低氧血症和二氧化碳潴留，从而刺激呼吸中枢产生呼吸困难。

（3）临床表现。

①左心衰竭：呼吸困难的特点是活动劳累后出现或加重，在休息时减轻或缓解；平卧时加重，坐位时减轻。故病情较重者，常被迫采取半坐位或端坐呼吸。急性左心衰竭常出现夜间阵发性呼吸困难，发作时患者于熟睡中突感胸闷憋气惊醒，被迫坐起，轻者数十分钟后可减轻缓解，重者高度气喘、颜面发绀、大汗、咳粉红色泡沫痰，两肺哮鸣音有较多湿性啰音，且心率增快，有奔马率，称为心源性哮喘。常见于高血压心脏病、冠心病，青少年则多考虑风心病、心肌炎、心肌病、先天性心脏病。

②右心功能不全：呼吸困难主要由于体循环瘀血，患者亦常取半坐位以缓解症状。常见于慢性肺源性心脏病。

③心包疾病：患者宜取坐位前倾体位，以减轻增大的心脏对左肺的压迫。

3. 中毒性呼吸困难

（1）病因。

①各种原因引起的酸中毒，如尿毒症、糖尿病酮症酸中毒。

②急性高热性疾病。

③化学物质中毒，如一氧化碳（CO）中毒、有机磷中毒、亚硝酸盐中毒、氰化物中毒等。

④抑制呼吸中枢的药物中毒，如吗啡、巴比妥类药物等。

（2）发病机制和临床表现。

①急、慢性肾衰竭、糖尿病酮症酸中毒和肾小管性酸中毒：血中酸性代谢产物增多，强烈刺激颈动脉窦、主动脉体化学受体或直接兴奋刺激呼吸中枢，出现深长规则的呼吸，可伴有鼾声，为酸中毒呼吸（Kussmaul 呼吸）。

②急性感染和急性传染病：由于体温升高和毒性代谢产物的影响，刺激兴奋呼吸中枢，使呼吸急促。

③某些毒物可作用于血红蛋白：如 CO 中毒时，CO 与血红蛋白结合成碳氧血红蛋白；亚硝酸盐和苯胺类中毒，使血红蛋白转变为高铁血红蛋白，从而失去携氧功能致组织缺氧；氰化物和含氰化物较多如苦杏仁、木薯中毒时，氰离子会抑制细胞色素氧化酶的活性，影响细胞的呼吸作用，导致组织缺氧等均可引起呼吸困难。临床表现一般为呼吸深快，严重时因脑水肿呼吸中枢受抑制，呼吸浅表、缓慢，也可有节律异常。

④某些药物和化学物质中毒时：如吗啡类、巴比妥类、苯二氮草类药物和有机磷杀虫药使呼吸中枢受抑制，致呼吸变缓慢、变浅，且常有呼吸节律异常。

4. 神经精神性呼吸困难

（1）病因。

神经性呼吸困难的病因是重症颅脑疾患如颅脑外伤、脑出血、脑炎、脑膜炎、脑脓肿及脑肿瘤等；精神性呼吸困难病因主要是癔症。

（2）发病机制和临床表现。

①神经性呼吸困难：是由于呼吸中枢因受增高的颅内压和供血减少的刺激，使呼吸变慢变深，并常伴呼吸节律的异常，如呼吸遏制（吸气突然终止）、双吸气（抽泣样呼吸）等。

②癔症：患者由于精神或心理因素的影响可有呼吸困难发作，其特点是呼吸浅表而频数，1 min 可达 60～100 次，并常因通气过度而发生呼吸性碱中毒，出现口周、肢体麻木和手足搐搦，严重时可伴有意识障碍。叹息样呼吸，患者自述呼吸困难，但并无呼吸困难的客观表现，偶然出现一次深大吸气，伴有叹息样呼气，在叹息之后自觉轻快，这实际上是一种神经官能症表现。

5.血源性呼吸困难

(1)病因。

重度贫血、高铁血红蛋白血症、硫化血红蛋白血症等。

(2)发病机制和临床表现。

因红细胞携氧减少，血氧含量降低，致呼吸加速，同时心率加快。大出血或休克时，因缺血与血压下降，刺激呼吸中枢，也可使呼吸加速。

(三)呼吸困难伴随症状

询问了解呼吸困难时的伴随症状，有助于协助判断病因与病变定位。

(1)发作性呼吸困难伴有哮鸣音：见于支气管哮喘、心源性哮喘；骤然发生的严重呼吸困难，见于急性喉水肿、气管异物、大面积肺栓塞、自发性气胸等。

(2)呼吸困难伴一侧胸病：见于大叶性肺炎、急性渗出性胸膜炎、肺梗死、自发性气胸、急性心肌梗死、支气管肺癌等。

(3)呼吸困难伴发热：见于肺炎、肺脓肿、胸膜炎、急性心包炎、咽后壁脓肿等。

(4)呼吸困难伴咳嗽、咳脓痰：见于慢性支气管炎、阻塞性肺气肿并发感染、化脓性肺炎、肺脓肿、支气管扩张症并发感染等，后两者脓痰量较多；伴大量浆液性泡沫样痰，见于急性左心衰竭和有机磷杀虫药中毒。

(5)呼吸困难伴昏迷：见于脑出血、脑膜炎、尿毒症、糖尿病酮症酸中毒、肺性脑病、急性中毒等。

第二节　内科常见疾病治疗原则与思路

一、内科治疗的原则

(一)明确治疗对象是病人

首先病人是人，而不是某一个疾病或某一个病例。因此在治疗病人时必须具有对生命的责任感，对人的关爱和在对病人全面了解的基础上制定治疗方案。将疾病的知识普及给病人及家属指导和鼓励他们与医务人员一起共同向疾病做斗争。当前针对一些慢性内科疾病开展的病人教育课程、文字、音像制品等，实属针对特殊人群科普教育的上乘之举。

（二）熟知治疗方法

内科医生治疗疾病时必须熟悉自己手中的武器。一方面，要熟知其作用原理、适应证、禁忌证、药物的代谢动力学特点、药物之间的相互作用、最佳给药途径及临床验证的结果以结合病人的具体特点考虑某一治疗方法的选择和应用方法；另一方面，必须时刻切记一切药物和其他治疗方法都是双刃剑，医生在决定选用某一种治疗方法或药物时必须熟知其副作用甚至毒性，以及在配伍用药时易出现或加重的副作用，然后根据治疗的需要平衡利弊，尽可能达到最大的治疗效果和最少的不良反应。

（三）重视效价之比，从实际可能出发制定治疗方案

由于人口增长、老龄化、新技术和新药物的不断涌现、人民健康要求层次的提高，医疗费用以高于国家生产总值的速度增长，全球所有国家都面临上涨的医疗卫生经费与实际支付可能性的矛盾，以及对医疗资源无节制地过度使用。针对日益激化的有限卫生资源与无限增长的卫生要求之间的这一全球性矛盾，各国政府都在不断进行医疗保障费用支付制度的改革，中国还有相当数量的贫困地区和人群，使得这一供需矛盾更为突出，更需引起临床医生的重视和责任感。更何况并不是价格昂贵的治疗方法、药物就一定是最适合于这一个病人的治疗。因此，内科医生在为一个病人制定其治疗方案时不能只单纯考虑业务技术方面，还需要全面考虑必要性与经济等因素；不能只考虑对某一个药物或治疗方法的使用，应对病人的整个医疗过程有一个整体的规划。

（四）既要规范化治疗，又要重视治疗的个体化

近年来出现了大量以循证医学研究结果为基础的、针对各种内科疾病治疗或某种治疗方法应用的指导意见。而且逐渐由某一个学术团体主持发展成为全球该专业内的共识，并随时更新。其有助于我们及时地将临床实践

规范化。特别在中国目前临床实践严重的各行其是，诊断治疗水平发展很不平衡，遵循有科学基础的规范从事临床工作十分重要。但是，这些指导意见常是比较简单地针对典型的情况，不能代替医生在治疗病人过程中的独立思考。治疗的个体化是临床工作中的灵魂。有经验的医生懂得结合具体病人的实际情况，懂得针对每个病人的具体情况优选合理用药，合理决定剂量、给药途径和安全又必要的配伍；善于观察毒副作用，使药物不良反应限制在较小、较少的范围内。总之，由很多专家在总结循证医学研究资料的基础上提供的对各种疾病的指导意见具有十分有益的参考和指导作用，但不能在临床工作中盲目地、一成不变地按照"指导意见"处理具体的病人，不能将临床医学简单化为计算机操作程序。

二、内科治疗的思路

随着细胞、分子生物学的深入发展，人们一方面重视研究针对细胞生物学各个环节的药物干预，使治疗的目标更为集中。另一方面许多生物高新技术如单克隆抗体的制备、基因重组技术为内科治疗领域不断提供高浓度的、批量生产的新药，使新世纪中的内科治疗用药将由化学合成类及抗生素类药物向生物制药（细胞与分子生物学药物）过渡。

（1）针对疾病的特殊治疗。感染性疾病的抗生素治疗、恶性肿瘤的化疗、自身免疫性疾病的免疫抑制治疗等。

（2）支持治疗。以纠正疾病所致的病理生理及功能紊乱为主要目的，以维持病人生命相对稳定状态，让特殊治疗或机体的自愈过程发挥作用，如纠正水、电解质酸碱平衡紊乱，营养治疗，输血或血液成分，呼吸支持，透析疗法等。

（3）合并症治疗。在疾病发展过程中有时合并症的发生、发展会危及生命。因此，对其防、治十分重要，对于一个病人治标与治本、整体与局部的治疗常需结合进行。

（4）在内科的治疗过程中，内科医生必须具备高度的预防为主的意识。

第三节 药品与药品命名

一、药物的概念与分类

(一) 药品的概念

药物是可以影响、改变或查明机体的生理功能及病理状态，用于预防、治疗和诊断人的疾病，有目的地调节人的生理机能的物质。

(二) 药品的分类

药品是指可供药用的产品。根据《中华人民共和国药品管理法》第二条定义："药品是指用于预防、治疗、诊断人的疾病，有目的地调节人的生理机能并规定有适应证或者功能主治、用法和用量的物质，包括化学药、中药和生物制品等。"

1. 化学药

化学药是指通过化学合成的方式得到的小分子的有机或无机化合物。这些化合物都具有明确的化学结构和明确的药理作用。

化学药还包括从天然产物中提取得到的有效单体化合物，或通过发酵的方式得到的抗生素，以及通过半合成的方式得到的天然产物和半合成抗生素。

2. 中药

中药是指以中国传统医药理论指导采集、炮制、制剂，说明作用机理，指导临床应用的药物。简言之，中药就是指在中医理论指导下，用于预防、治疗、诊断疾病并具有康复与保健作用的物质。中药主要来源于天然药及其加工品，包括植物药、动物药、矿物药及部分化学、生物制品类药物。

3. 生物制品

生物制品是指应用普通的或以基因工程、细胞工程、蛋白质工程、发酵工程等生物技术获得的微生物、细胞及各种动物和人源的组织和液体等生物材料制备的，用于人类疾病预防、治疗和诊断的药品。

生物制品不同于一般医用药品，它是通过刺激机体免疫系统，产生免疫物质（如抗体）才发挥其功效，在人体内出现体液免疫、细胞免疫或细胞介导免疫。

(三) 药品的特性

从药品的定义和分类可以看出，药品具有以下几种特性：

1. 结构的复杂性

药品包括化学结构明确的小分子化合物和结构不确定的大分子化合物。其中，化学合成药物和来自天然产物活性成分的药物通常为小分子化合物，天然药物（中药）和生物技术药物则大多是结构不确定的混合物。

2. 医用专属性

药品不是一种独立的商品，它与医学紧密结合、相辅相成。患者只有通过医生的检查诊断，并在医生与执业药师的指导下合理用药，才能达到防治疾病、保护健康的目的。

3. 质量的严格性

药品直接关系到人们的身体健康甚至生命存亡，因此，其质量不得有半点马虎。我们必须确保药品的安全、有效、均一、稳定。

药品质量还有其显著的特点，即不像其他商品一样，有质量等级之分，如优等品、一等品、二等品、合格品、残次品等，都可以销售，而药品只有符合规定与不符合规定之分，而不符合规定的药品会给人的生命健康带来危害，甚至危及生命，是不允许进入市场销售的。因此，每一位药学工作者都必须牢牢树立药品质量观，守住药品质量的生命线。

二、药品命名

每一种药物都有一个特定名称，通常有三种名称用来表达，分别为：药品通用名、化学名和商品名。

1. 药品的通用名

药品的通用名（generic name），也称为国际非专利药品名称（international nonproprietary name, INN），是世界卫生组织（WHO）推荐使用的名称。INN 通常是指有活性的药物物质，而不是最终的药品，因此是药学研究人员和医务人员使用的共同名称，因此一个药物只有一个药品通用名。

药品的通用名是新药开发者在新药申请过程中向世界卫生组织提出的名称，世界卫生组织会组织专家委员会进行审定，并定期在 WHO Drug Information 杂志上公布。药品的通用名不受专利和行政保护，是所有文献、资料、教材以及药品说明书中标明有效成分的名称。药品的通用名的确定应遵循 WHO 的原则，且不能和已有的名称相同，也不能和其他商品名相似。

我国药典委员会编写的《中国药品通用名称（CADN）》是中国药品命名的依据，基本是以世界卫生组织推荐的 INN 为依据，中文名尽量和英文名相对应，可采取音译、意译或音译和意译相结合，以音译为主。INN 中对同一类药物常采用同一词干，CADN 则对这种词干规定了相应的中文译文。

药品的通用名也是药典中使用的名称。

药物制剂的通用名一般由国家药典委员会核准，其命名原则可参见最新版《中国药典》相关的内容。

2. 药品的化学名

对化学药来讲，每个药物都有特定的化学结构，为了准确地表述药物的化学结构，通常使用其化学结构命名。

药物的化学名是根据其化学结构式来进行命名的，以一个母体为基本结构，然后将其他取代基的位置和名称标出。化学名称可参考国际纯粹和应用化学联合会（IUPAC）公布的有机化合物命名原则及中国化学会公布的《有机化学物质系统命名原则（1980 年）》进行命名。

由于美国化学文献（CA）的应用范围日益扩大，已被各国广泛接收，也成为药品化学命名的基本依据之一。化学命名的基本原则是从化学结构选取一特定的部分作为母体，规定母体的位次编排法，将母体以外的其他部分均视为其取代基，对于手性化合物规定其立体构型或几何构型。

3. 药品的商品名

商品名（trade name），又称为品牌名（brand name），是由新药开发者在申报药品上市时选定的。

药品的商品名通常是针对药物的最终产品，即剂量和剂型已确定的含有一种或多种药物活性成分的药品。因此，含有相同药物活性成分的药品在不同的国家、不同的生产企业可能以不同的商品名销售，即使在同一个国家由于生产厂商的不同也会出现不同的商品名。药品的商品名是由制药企业自已进行选择的，它和商标一样可以进行注册和申请专利保护。这样药品的商品名就只能由该药品的拥有者和制造者使用，代表着制药企业的形象和产品的声誉。含同样活性成分的同一药品，每个企业应有自己的商品名，不得冒用、顶替别人的药品商品名称。

由于同一个药品，在不同的企业中可能有不同的商品名，这在临床使用和相互交流时，可能会带来一些不便和麻烦。

药品商品名在选用时不能暗示药物的疗效和用途，且应简易顺口。

药物的三种类型名称是新药开发者在向政府主管部门提出新药申报时就要提供的。通用名和化学名主要针对原料药，也是上市药品主要成分的名称，商品名是指批准上市后的药品名称，常用于医生的处方中，临床医生和药师都很熟悉。

第四节　药物的作用机制

药物作用机制是研究药物如何与机体细胞结合而发挥作用。大多数药物的作用是药物与机体生物大分子之间的相互作用引起的机体生理、生化功能改变。药物与机体结合的部位就是药物作用的靶点（target）。已知药物作用靶点涉及受体、酶、离子通道、核酸、免疫系统、基因等。此外，有些药物通过理化作用或补充体内所缺乏的物质而发挥作用。

一、作用于受体

大多数药物作用于受体而发挥药理作用。例如，胰岛素激活胰岛素受体；阿托品拮抗副交感神经末梢支配效应器细胞上的 M 胆碱受体；肾上腺素激动 α、β 受体等。

二、影响酶的活性

酶是由机体细胞产生的具有催化作用的蛋白质，具有立体结构特异性、高度敏感性和高度活性，能促进各种细胞成分的代谢。酶的生成由遗传因素所决定，其代谢转换受各种生理、病理、药物及环境因素调节。人体内酶的种类多、分布广，有些药物以酶为作用靶点，对酶产生激活、诱导、抑制或复活等作用。许多药物是通过抑制酶活性从而产生治疗作用。例如，抗高血压药物依那普利抑制血管紧张素转换酶；解热、镇痛、抗炎药阿司匹林抑制环氧合酶；治疗充血性心力衰竭药地高辛抑制 Na^+，K^+，—ATP 酶。也有一些药物是通过激活酶的活性从而产生治疗作用。有些药物会对药物代谢酶产生作用，引起药物—药物相互作用。例如，苯巴比妥诱导肝药酶，氯霉素抑制肝药酶，而影响药物的体内代谢。甚至有些药物本身就是酶，如胃蛋白酶、胰蛋白酶等。

三、影响细胞膜离子通道

细胞膜上有许多离子通道，无机离子 Na^+、K^+、Ca^{2+}、Cl^- 等可以通过离子通道进行跨膜转运。离子通道的开放或关闭影响细胞内外无机离子的转运，能迅速改变细胞功能。有些药物可以直接作用于离子通道，从而产生药理作用。

例如，局麻药利多卡因抑制 Na^+ 通道，阻断神经冲动的传导，产生局麻作用；钙通道阻滞药硝苯地平可以阻滞 Ca^{2+} 通道，降低细胞内 Ca^{2+} 浓度，引起血管舒张，产生降压作用；抗心律失常药可分别影响 Na^+、K^+ 或 Ca^{2+} 通道，纠正心律失常；阿米洛利可以阻滞肾小管 Na^+ 通道；米诺地尔可以激活血管平滑肌 ATP 敏感的 K^+ 通道等。

四、干扰核酸代谢

核酸（DNA 和 RNA）是控制蛋白质合成及细胞分裂的生命物质。有些药物化学结构与体内正常代谢物非常相似，能参与机体代谢过程，却往往不能引起代谢的生理效果，最后导致抑制或阻断代谢的后果，属于伪品掺入，这一类药物称为抗代谢药。一些抗肿瘤药就是通过干扰肿瘤细胞 DNA 和 RNA 的代谢过程而发挥作用。例如，氟尿嘧啶结构与尿嘧啶相似，掺入肿瘤细胞 DNA、RNA 中，通过干扰蛋白质合成而发挥抗肿瘤作用；磺胺类抗菌药通过抑制敏感细菌体内叶酸的代谢而干扰核酸的合成；喹诺酮类抗菌药通过抑制细菌 DNA 螺旋酶和拓扑异构酶Ⅳ而发挥抗菌作用；抗人类免疫缺陷病毒（HIV）药齐多夫定通过抑制核苷逆转录酶，抑制 DNA 链的延长，阻碍 HIV 病毒的复制，治疗艾滋病。

五、补充体内物质

有些药物通过补充生命代谢物质，从而治疗相应的缺乏症。例如，补充铁剂治疗缺铁性贫血；补充胰岛素能治疗糖尿病。

六、改变细胞周围环境的理化性质

有些药物是通过简单的化学反应或物理作用而产生药理效应。例如，口服氢氧化铝、三硅酸镁等抗酸药中和胃酸，可用于治疗胃溃疡；静脉注射甘露醇，其能在肾小管内产生高渗透压而利尿；二巯丁二钠等络合剂可将汞、砷等重金属离子络合成环状物，促使其随尿液排出体外以解毒。此外，渗透性泻药硫酸镁和血容量扩张药右旋糖酐等通过局部形成高渗透压而产生相应的效应。

七、影响生理活性物质及其转运体

很多无机离子、代谢物、神经递质、激素在体内主动转运，需要转运体参与，药物干扰这一环节可产生明显的药理效应。例如，噻嗪类利尿药通过抑制肾小管 Na^+、$-Cl^-$ 转运体，从而抑制 Na^+、$-K^+$、Na^+、H^+ 交换而发挥排钠利尿作用；丙磺舒竞争性地抑制肾小管对弱酸性代谢物的转运体，从而抑制原尿中尿酸再吸收，可用于痛风的治疗。

八、影响机体免疫功能

机体的免疫应答有两种类型：天然免疫应答（非特异性免疫应答）和获得性免疫应答（特异性免疫应答）。正常的免疫应答在抗感染、抗肿瘤及排斥异体物质方面具有重要作用。免疫系统中任何环节的功能障碍都会导致免疫病理反应的发生。免疫病理反应包括变态反应、自身免疫疾病、免疫增殖性疾病、免疫缺陷疾病、肿瘤及移植排斥反应。作用于免疫系统影响免疫功能的药物统称为免疫调节药（immunomodulator），包括免疫抑制药（immuno-suppressive agents）和免疫增强药（immunopotentiating agents）。免疫抑制药泛指具有免疫抑制作用的药物，包括肾上腺皮质激素类药物、钙调磷酸酶抑制剂、抗增殖／抗代谢药和抗体制剂。免疫增强药则是指具有免疫刺激、兴奋和恢复作用的药物，包括免疫佐剂（immunoadjuvants）、免疫恢复剂（immunonormalizing agents）和免疫替代剂（immunosubstituting agents）。近20年来，为防治移植排异反应和自身免疫性疾病如哮喘、过敏及某些炎症等而发展起来的免疫耐受（immune tolerance）治疗策略，包括变应原特异性免疫治疗（allergen specific immunotherapy）和生物免疫反应修饰药（biological immune response modiffers）治疗。例如，免疫抑制药环孢素及免疫增强药左旋咪唑通过影响机体免疫功能而发挥疗效，前者用于器官移植的排斥反应，后者用于免疫缺陷性疾病的治疗。

九、非特异性作用

有些药物并无特异性作用机制，而主要与理化性质有关。例如，消毒防腐药对蛋白质有变性作用，因此只能用于体外杀菌或防腐，不能内服。另外，还有酚类、醇类、醛类和重金属盐类等蛋白沉淀剂。有些药物利用自身酸碱性，能产生中和反应或调节血液酸碱平衡，如碳酸氢钠、氯化铵等。

第二章 心内科常见疾病的诊治与合理用药

第一节 动脉粥样硬化的诊治与合理用药

动脉粥样硬化是西方发达国家的流行性疾病,随着我国人民生活水平提高和饮食习惯的改变,该病亦成为我国的主要死亡原因。动脉粥样硬化始发于儿童时代而持续进展,通常在中年或中老年才会出现临床症状。由于动脉粥样硬化斑块表现为脂质和坏死组织的聚集,因此以往被认为是一种退行性病变。目前认为本病变是多因素共同作用的结果,首先是局部平滑肌细胞、巨噬细胞及 T 淋巴细胞的聚集;其次是包括胶原、弹力纤维及蛋白多糖等结缔组织基质和平滑肌细胞的增生;最后是脂质积聚,其中主要含胆固醇结晶及游离胆固醇和结缔组织。粥样硬化斑块中脂质及结缔组织的含量决定斑块的稳定性以及是否易导致急性缺血事件的发生。

一、病因与发病机制

本病的病因尚不完全清楚,大量的研究表明本病是多因素作用所致,这些因素统称为危险因素。

(一)病因

1. 血脂异常

血脂在血液循环中以脂蛋白形式转运,脂蛋白分为乳糜微粒、极低密度脂蛋白(VLDL)、低密度脂蛋白(LDL)、中间密度脂蛋白(IDL)及高密度脂蛋白(HDL)。各种脂蛋白导致粥样硬化的危险程度不同:富含甘油三酯(TG)的脂蛋白如乳糜微粒和 VLDL 被认为不具有致粥样硬化的作用,但它们脂解后的残粒如乳糜微粒残粒和 IDL 能导致粥样硬化。现已明确 VLDL 代谢终末产物 LDL 及脂蛋白(a)[Lp(a)]能导致粥样硬化,而 HDL 则有保护心脏作用。

血脂异常是指循环血液中的脂质或脂蛋白的组成成分浓度异常，可由遗传基因和（或）环境条件引起，使循环血浆中脂蛋白的形成、分解和清除发生改变，血液中的脂质主要包括总胆固醇（TC）和TG。采用3-羟甲基戊二酰辅酶A（HMG-COA）还原酶抑制剂（他汀类）降低血脂，可以使各种心血管事件（包括非致命性MI、全因死亡、脑血管意外等）的危险性降低30%。其中MI危险性下降60%左右。调整血脂治疗后还可能使部分粥样硬化病灶减轻或消退。

2. 高血压

无论地区或人种，血压和心脑血管事件危险性之间的关系连续一致、持续存在并独立于其他危险因素。年龄在40～70岁之间，血压在15.3/10.0kPa～24.7/15.3kPa（115/75 mmHg～185/115 mmHg）的个体，收缩压每增加2.7 kPa（20 mmHg），舒张压每增加1.3 kPa（10 mmHg），其心血管事件的危险性就增加一倍，临床研究发现，降压治疗能减少35%～45%的脑卒中、20%～25%的MI。

血压增高常伴有其他危险因素，如胰岛素抵抗综合征（或称代谢性X综合征），其表现有肥胖、糖耐量减退、高胰岛素血症、高血压、高TG、HDL-C降低；患者对胰岛素介导的葡萄糖摄取有抵抗性，可能还有微血管性心绞痛、高尿酸血症和纤溶酶原激活剂抑制物-1（PAI-1）浓度增高。

3. 糖尿病

胰岛素依赖型和非胰岛素依赖型糖尿病是冠心病的重要危险因素，在随访观察14年的Rancho Bemardo研究中，与无糖尿病患者相比，非胰岛素依赖型糖尿病患者的冠心病死亡相对危险度在男性是1.9，在女性是3.3。糖尿病患者中粥样硬化发生较早并更为常见，大血管疾病也是糖尿病患者的主要死亡原因，冠心病、脑血管疾病和周围血管疾病在成年糖尿病患者的死亡原因中占75%～80%。

4. 吸烟

Framingham心脏研究结果显示，平均每天吸烟10支，能使男性心血管死亡率增加18%，女性心血管死亡率增加31%。此外，对有其他易患因素的人来说，吸烟对冠心病的死亡率和致残率有协同作用。

5. 遗传因素

动脉粥样硬化有在家族中聚集发生的倾向，家族史是较强的独立危险因素。冠心病患者的亲属比对照组的亲属患冠心病的危险增大 2.0～3.9 倍，双亲中有 70 岁前患 MI 的男性其亲属发生 MI 的相对危险性是 2.2。阳性家族史伴随的危险性增加，可能是基因对其他易患因素介导而起作用，如肥胖、高血压、血脂异常和糖尿病等。

6. 体力活动减少

定期体育活动可减少冠心病事件的发生，通过对不同职业的发病率回顾性研究表明，与积极活动的职业相比，久坐的职业人员冠心病的相对危险增加 1.9。从事中等体育活动者中，冠心病死亡率比活动少的人降低 1/3。

7. 年龄和性别

病理研究显示，动脉粥样硬化是从婴儿期开始的缓慢发展的过程；出现临床症状多见于 40 岁以上的中、老年人，49 岁以后进展较快；致死性 MI 患者中约 4/5 是 65 岁以上的老年人；高胆固醇血症引起的冠心病死亡率随年龄增加而增高。

本病多见于男性，男性的冠心病死亡率为女性的 2 倍，男性较女性发病年龄平均早 10 岁，但绝经期后女性的发病率迅速增加。糖尿病对女性产生的危险较大，HDL-C 降低和 TG 增高对女性的危险也较大。

8. 酒精

大量观察表明，适量饮酒可以降低冠心病的死亡率。这种保护作用被认为与酒精对血脂及凝血因子的作用有关，适量饮酒可以升高 HDL 及载脂蛋白（Apo）A1 并降低纤维蛋白原浓度，另外还可抑制血小板聚集。以上都与延缓动脉粥样硬化发展、降低心脑血管死亡率有关。但是大量酒精摄入可导致高血压及出血性脑卒中的发生。

9. 其他因素

其他的一些危险因素包括：①肥胖，以腹部脂肪过多为特征的腹型肥胖；不良饮食方式，含高热量、较多动物性脂肪和胆固醇、糖等。② A 型性格（性情急躁、进取心和竞争性强、强迫自己为成就而奋斗）。③微量元素铬、锰、锌、钒、硒等的摄取减少，铅、镉、钴的摄取增加。④存在缺氧、抗原—抗体复合物沉积、维生素 C 缺乏、动脉壁内酶的活性降低等能增加血管通透性的因素。⑤一些凝血因子增高，如凝血因子 V 的增加与总胆固醇浓度直接相关。⑥血液中同型半胱氨酸增高，PAI-1、尿酸升高。⑦血管紧张素转换酶基因过度表达。⑧高纤维蛋白原血症。⑨血液中抗氧化物浓度低。

（二）发病机制

曾有多种学说从不同角度来阐述该病的发病机制。最早提出的是脂肪浸润学说，认为血中增高的脂质（包括 LDL、VLDL 或其残粒）侵入动脉壁，堆积在平滑肌细胞、胶原和弹性纤维之间，引起平滑肌细胞增生。后者与来自血液的单核细胞一样可吞噬大量脂质成为泡沫细胞。脂蛋白降解而释出胆固醇、胆固醇酯、TG 和其他脂质，LDL-C 还和动脉壁的蛋白多糖结合产生不溶性沉淀，都能刺激纤维组织增生，所有这些成分共同组成粥样斑块。其后又提出血小板聚集和血栓形成学说以及平滑肌细胞克隆学说。前者强调血小板活化因子（PAF）增多，使血小板黏附和聚集在内膜上，释放出血栓素 A_2（TXA_2）、血小板源生长因子（PDGF）、成纤维细胞生长因子（FGF）、第 V 因子、血小板第 4 因子（PF4）、PAI-1 等，促使内皮细胞损伤、LDL 侵入、单核细胞聚集、平滑肌细胞增生和迁移、成纤维细胞增生、血管收缩、纤溶受抑制等，都有利于粥样硬化形成。后者强调平滑肌细胞的单克隆性增殖，使之不断增生并吞噬脂质，从而形成动脉粥样硬化。

1973 年提出动脉粥样硬化形成的损伤反应学说，由于近些年新资料的不断出现，该学说也不断得到修改。此学说的内容涵盖了上述 3 种学说的一些论点，目前多数学者支持这种学说。该学说的关键是认为内皮细胞的损伤是发生动脉粥样硬化的始动因素，而粥样斑块的形成是动脉对内膜损伤做出反应的结果。可导致本病的各种危险因素最终都会损伤动脉内膜，除修饰的脂蛋白外，能损伤内膜的因素还包括病毒（如疱疹病毒）及其他可能的微生物（如在斑块中已见到的衣原体），但微生物存在的因果关系还未确立。

内皮损伤后可表现为多种内皮功能紊乱，如内膜的渗透屏障作用发生改变导致渗透性增加；内皮表面抗血栓形成的特性发生改变，导致促凝血特性增加；内皮来源的血管收缩因子或扩张因子的释放发生改变，导致血管易发生痉挛。正常情况下内皮细胞维持内膜表面的连贯性和低转换率，对维持内皮自身稳定状态非常重要，一旦内皮转换加快，就可能导致内皮功能发生一系列改变，包括由内皮细胞合成和分泌的物质如血管活性物质、脂解酶和生长因子等的变化。因此，内皮损伤可引起内皮细胞功能的改变，进而引起严重的细胞间相互作用并逐渐形成动脉粥样硬化病变。

在长期高脂血症情况下，增高的脂蛋白中主要是氧化低密度脂蛋白（ox-LDL）和胆固醇，对动脉内膜产生功能性损伤，致使内皮细胞和白细胞表面特性发生改变。高胆固醇血症增加单核细胞对动脉内皮的黏附力，单核细胞黏附在内皮细胞的数量增多，通过趋化吸引，在内皮细胞间迁移，进入内膜后单核细胞转化成有清道夫样作用的巨噬细胞，通过清道夫受体吞噬脂质，主要为内皮下大量沉积的 ox-LDL，巨噬细胞吞噬大量脂质后成为泡沫细胞并形成脂质条纹，巨噬细胞在内膜下的积聚，导致内膜进一步发生改变。ox-LDL 对内皮细胞及微环境中的其他细胞也有毒性作用。

正常情况下，巨噬细胞合成和分泌的大量物质能杀灭吞入的微生物和灭活毒性物质。而异常情况下，巨噬细胞能分泌大量氧化代谢物，如 ox-LDL 和超氧化离子，这些物质能进一步损伤覆盖在其上方的内皮细胞。巨噬细胞的另一重要作用是分泌生长调节因子，已证实，活化的巨噬细胞至少能合成和分泌 4 种重要的生长因子：PDGF、FGF、内皮细胞生长因子和 TGF-β。PDGF 也是一种强有力的促平滑肌细胞有丝分裂的物质，在某些情况下，FGF 有类似的作用。这些生长因子协同作用，强烈刺激成纤维细胞的迁移和增生，也可能刺激平滑肌细胞的迁移和增生，并刺激这些细胞形成新的结缔组织。

TGF-β 不仅是结缔组织合成的强刺激剂，并且还是迄今所发现的最强的平滑肌增殖抑制剂。大多数细胞都能合成 TGF-β，但其最丰富的来源为血小板和活化的巨噬细胞，细胞分泌的 TGF-β 大多数呈无活性状态，在 pH 降低或蛋白质水解分裂后才有活性。增生抑制剂如 TGF-β 和增生刺激剂如 PDGF 之间的平衡决定了平滑肌的增生情况及随之而引起的粥样病变。因此当巨噬细胞衍生的泡沫细胞在内皮下间隙被激活，能分泌生长因子，从而趋化吸引平滑肌细胞从中膜向内膜迁移，引起一系列改变并能导致内膜下纤维肌性增生病变，进入内膜下的平滑肌细胞也能吞噬 ox-LDL，从而成为泡沫细胞的另一重要来源。巨噬细胞在粥样硬化形成过程中对诱发和维持平滑肌细胞增生起关键作用，约20%的巨噬细胞中存在含有PDGF-β链的蛋白，PDGF-β是最强的生长因子，能刺激平滑肌细胞的迁移、趋化和增生。另外病变中富含淋巴细胞提示炎症和免疫应答在动脉粥样硬化的发生发展过程中起重要作用。如反复出现内皮细胞损伤与巨噬细胞积聚和刺激的循环，至少有两种能在内膜下释放生长因子的细胞（活化的内皮细胞和活化的巨噬细胞），可持续导致病变进展。

损伤反应学说还提供了第三种细胞——血小板作用的机会。内皮损伤后内皮细胞与细胞的连接受到影响，引起细胞之间的分离，内皮下泡沫细胞或（和）结缔组织的暴露，使血小板发生黏附、聚集并形成附壁血栓。此时，血小板成为生长因子的第三种来源，可分泌与活化巨噬细胞所能分泌的相同的4种生长因子，从而在平滑肌细胞的增生和纤维组织的形成中起非常重要的作用。

必须指出，内膜的损伤并不一定需要引起内皮细胞的剥脱，而可仅表现为内皮细胞的功能紊乱，如内皮渗透性的改变、白细胞在内皮上黏附的增加和血管活性物质与生长因子的释放等。另外，从粥样硬化病变中分离出的平滑肌细胞能表达PDGF基因中的一种，在体外培养时能分泌PDGF，若体内进展病变中的平滑肌细胞也能分泌PDGF，则它们自身分泌的PDGF会进一步参与病变进展，形成恶性循环。

二、病理解剖

动脉粥样硬化是累及体循环系统，从大型弹力型（如主动脉）到中型肌弹力型（如冠状动脉）动脉内膜的疾病。其特征是动脉内膜散在的斑块形成，严重时这些斑块也可以融合。每个斑块的组成成分不同，脂质是基本成分。内膜增厚严格地说不属于粥样硬化斑块而是血管内膜对机械损伤的一种适应性反应。

正常动脉壁由内膜、中膜和外膜3层构成，动脉粥样硬化斑块大体解剖上有的呈扁平的黄斑或线（脂质条纹），有的呈高起内膜表面的白色或黄色椭圆形丘（纤维脂质性斑块）。前者（脂质条纹）见于5～10岁的儿童，后者（纤维脂质性斑块）始见于20岁以后的成年人，在脂质条纹基础上形成。

根据病理解剖，可将粥样硬化斑块进程分为6期。

（1）第 I 期（初始病变）：单核细胞黏附在内皮细胞表面，并从血管腔面迁移到内皮下。

（2）第 II 期（脂质条纹期）：主要由含脂质的巨噬细胞（泡沫细胞）在内皮细胞下聚集而成。

（3）第 III 期（粥样斑块前期）：II 期病变基础上出现细胞外脂质池。

（4）第 IV 期（粥样斑块期）：两个特征是病变处内皮细胞下出现平滑肌细胞及细胞外脂质池融合成脂核。

（5）第 V 期（纤维斑块期）：在病变处脂核表面有明显结缔组织沉着形成斑块的纤维帽。有明显脂核和纤维帽的斑块为 Va 型病变；有明显钙盐沉着的斑块为 Vb 型病变；主要由胶原和平滑肌细胞组成的病变为 Vc 型病变。

（6）第 VI 期（复杂病变期）：此期又分为 3 个亚型。Va 型病变为斑块破裂或溃疡，主要由 IV 期和 Va 型病变破溃而形成；Vb 型病变为壁内血肿，是由于斑块内出血所致；Vc 型病变指伴血栓形成的病变，多由于在 Va 型病变的基础上并发形成血栓，可导致管腔完全或不完全堵塞。

三、临床表现

根据粥样硬化斑块的进程可将其临床过程分为 4 期。

（一）无症状期或隐匿期

其过程长短不一，对应于 I ~ III 期病变及大部分 IV 期和 Va 型病变，粥样硬化斑块已形成，但尚无管腔明显狭窄，因此无组织或器官受累的临床表现。

（二）缺血期

由于动脉粥样硬化斑块导致管腔狭窄、器官缺血所产生。对应于 Vb 和 Vc 及部分 Va 型病变。根据管腔狭窄的程度及所累及的靶器官不同，所产生的临床表现也有所不同。冠状动脉狭窄导致心肌缺血可表现为心绞痛，长期缺血可导致心肌冬眠及纤维化。肾动脉狭窄可引起顽固性高血压和肾功能不全。在四肢动脉粥样硬化中以下肢较为多见，尤其是腿部动脉。由于供血障碍，引起下肢发凉、麻木和间歇性跛行，即行走时发生腓肠肌麻木、疼痛以至痉挛，休息后消失，再走时又会出现，严重时可持续性疼痛，下肢动脉尤其是足背动脉搏动减弱或消失。其他内脏器官血管狭窄可产生靶器官缺血的相应症状。

(三) 坏死期

由于动脉管腔堵塞或血管腔内血栓形成而产生靶器官组织坏死的一系列症状。冠状动脉闭塞表现为 AMI。下肢动脉闭塞可表现为肢体的坏疽。

(四) 纤维化期

组织坏死后可经纤维化愈合，但不少患者可不经坏死期而因长期缺血而进入纤维化期，而在纤维化期的患者也可发生缺血期的表现。靶器官组织纤维化、萎缩而引起症状。心脏长期缺血纤维化，可导致心脏扩大、心功能不全、心律失常等表现。长期肾脏缺血可导致肾萎缩并发展为肾衰竭。

主动脉粥样硬化大多数无特异症状，叩诊时可发现胸骨柄后主动脉浊音区增宽，主动脉瓣区第二心音亢进而带金属音调，并有收缩期杂音。收缩期血压升高，脉压增宽，桡动脉触诊可类似促脉。X 线检查可见主动脉结向左上方凸出，主动脉影增宽和扭曲，有时可见片状或弧状钙质沉着阴影。

主动脉粥样硬化还可形成主动脉瘤，以发生在肾动脉开口以下的腹主动脉处最为多见，其次在主动脉弓和降主动脉。腹主动脉瘤多在体检时因查见腹部有搏动性肿块而发现，腹壁上相应部位可听到杂音，股动脉搏动可减弱。胸主动脉瘤可引起胸痛、气急、吞咽困难、咯血、声带因喉返神经受压导致声音嘶哑、气管移位或受压、上腔静脉或肺动脉受压等表现。X 线检查可见相应部位血管影增大，二维超声、多排螺旋 CT 或磁共振成像可显示瘤样主动脉扩张，主动脉瘤一旦破裂，可因急性大量内出血迅速致命。动脉粥样硬化也可形成动脉夹层分离，但较少见。

四、实验室检查

(一) 实验室检查

本病尚缺乏敏感而又特异的早期实验室诊断方法。血液检查有助于危险因素如脂质或糖代谢异常的检出，其中的脂质代谢异常主要表现为 TC 增高、LDL-C 增高、HDL-C 降低、TG 增高、Apo-A 降低、Apo-B 和 Lp（a）增高。部分动脉的病变（如颈动脉、下肢动脉、肾动脉等）可经体表超声检测到。X线平片检查可发现主动脉粥样硬化所导致的血管影增宽和钙化等表现。

（二）特殊检查

CT 或磁共振成像有助于判断脑动脉的功能情况及脑组织的病变情况。电子束 CT 根据钙化的检出来评价冠状动脉病变，而随着技术的进步，多排螺旋 CT 血管造影技术已被广泛用于无创性地评价动脉的病变，包括冠状动脉。静息和负荷状态下的放射性核素心脏检查、超声心动图检查、ECG 检查以及磁共振技术，有助于诊断冠状动脉粥样硬化所导致的心肌缺血。数字减影血管造影（DSA）可显示动脉粥样硬化病变所累及的血管如冠状动脉、脑动脉、肾动脉、肠系膜动脉和四肢动脉的管腔狭窄或动脉瘤样病变及病变的所在部位、范围和程度，有助于确定介入治疗或外科治疗的适应证和选择施行手术的方式。

血管内超声显像（IVUS）和光学相干断层扫描（OCT）是侵入性检查方法，可直接观察粥样硬化病变，了解病变的性质和组成，因而对病变的检出更敏感和准确。血管镜检查在识别粥样病变基础上的血栓形成方面有独特的应用。

五、诊断和鉴别诊断

本病的早期诊断相当困难。当粥样硬化病变发展引起管腔狭窄甚至闭塞或血栓形成，从而导致靶器官出现明显病变时，诊断并不困难。年长患者有血脂异常，动脉造影发现血管狭窄性病变，应首先考虑诊断本病。主动脉粥样硬化引起的主动脉变化和主动脉瘤，需与梅毒性主动脉炎和主动脉瘤相鉴别，胸片发现主动脉影增宽还应与纵隔肿瘤相鉴别。其他靶器官的缺血或坏死表现需与其他原因的动脉病变所引起者相鉴别。冠状动脉粥样硬化引起的心绞痛和心肌梗死，需与其他原因引起的冠状动脉病变如冠状动脉炎、冠状动脉畸形、冠状动脉栓塞等相鉴别。心肌纤维化需与其他心脏病特别是原发性扩张型心肌病相鉴别。肾动脉粥样硬化所引起的高血压，需与其他原因引起的高血压相鉴别，肾动脉血栓形成需与肾结石相鉴别。四肢动脉粥样硬化所产生的症状，需与多发性动脉炎等其他可能导致动脉病变的原因相鉴别。

六、防治和预后

首先应积极预防其发生，如已发生应积极治疗，防止病变发展并争取逆转。已发生器官功能障碍者，应及时治疗，防止其恶化，以延长患者寿命。血运重建治疗可恢复器官的血供，其效果取决于可逆性缺血的范围和残存的器官功能。

（一）一般预防措施

1.发挥患者的主观能动性配合治疗

经过防治，本病病情可得到控制，病变可能部分消退，患者可维持一定的生活和工作能力。此外，病变本身又可以促使动脉侧支循环的形成，使病情得到改善。因此说服患者耐心接受长期的防治措施至关重要。

2.合理的膳食

（1）膳食总热量不能过高，以维持正常体重为度，40岁以上者尤应预防发胖。正常体重的简单计算方法为：身高（cm）-105＝体重（kg）；或BMI<24为正常，可供参考。

（2）超过正常标准体重者，应减少每天饮食的总热量，食用低脂（脂肪摄入量不超过总热量的30%，其中动物性脂肪不超过10%）、低胆固醇每天不超过300mg），并限制摄入蔗糖及含糖食物。

（3）年过40岁者即使血脂无异常，也应避免经常食用过多的动物性脂肪和含胆固醇较高的食物，如肥肉、肝、脑、肾、肺等内脏，鱿鱼、墨鱼、鳗鱼、骨髓、猪油、蛋黄、蟹黄、鱼子、奶油及其制品、椰子油、可可油等。如血TC、TG等增高，应食用低胆固醇、低动物性脂肪食物，如鱼肉、鸡肉、各种瘦肉、蛋白、豆制品等。

（4）已确诊有冠状动脉粥样硬化者，严禁暴饮暴食，以免诱发心绞痛或心肌梗死。合并有高血压或心衰者，应同时限制盐的摄入。

（5）提倡饮食清淡，多食富含维生素C（如新鲜蔬菜、瓜果）和植物蛋白（如豆类及其制品）的食物，在可能条件下，尽量以豆油、菜子油、麻油、玉米油、茶油、米糠油、红花油等为食用油。

3.适当的体力劳动和体育锻炼

一定的体力劳动和体育活动对预防肥胖、锻炼循环系统的功能和调整血脂代谢均有益，是预防本病的积极措施。体力活动量应根据个体的身体情况、体力活动习惯和心脏功能状态来规定，以不过多增加心脏负担和不引起不适感觉为原则。体育活动要循序渐进，不宜勉强做剧烈活动；对老年人提倡散步（每天1h，分次进行）、做保健体操、打太极拳等。

4.合理安排工作和生活

生活要有规律，保持乐观、愉快的情绪，避免过度劳累和情绪激动，注意劳逸结合，保证充分睡眠。

5.提倡不吸烟，不饮烈性酒

6.积极治疗与本病有关的一些疾病

与本病有关的一些疾病包括高血压、肥胖症、高脂血症、痛风、糖尿病、肝病、肾病综合征和有关的内分泌病等。不少学者认为，本病的预防措施应从儿童期开始，即儿童也应避免摄食过量高胆固醇、高动物性脂肪的饮食，以防止肥胖。

(二) 药物治疗

1.降血脂药

降血脂药又称调脂药物，血脂异常的患者，经上述饮食调节和进行体力活动后仍未正常者，可按血脂的具体情况选用下列调血脂药物。

（1）HMG-CoA 还原酶抑制剂（他汀类药物）。

HMG-CoA 还原酶是胆固醇合成过程中的限速酶，他汀类药物部分结构与 HMG-CoA 结构相似，可和 HMG-CoA 竞争与酶的活性部位相结合，从而阻碍 HMG-CoA 还原酶的作用，因而抑制胆固醇的合成，促使血胆固醇水平降低。细胞内胆固醇含量减少又可刺激细胞表面 LDL 受体合成增加，从而促进 LDL、VLDL 通过受体途径代谢降低血清 LDL 含量。常见的不良反应有乏力、胃肠道症状、头痛和皮疹等，少数病例出现肝功能损害和肌病的不良反应，也有横纹肌溶解症致死的个别报道，长期用药要注意监测肝、肾功能和肌酸激酶。常用制剂有洛伐他汀 20～40 mg，普伐他汀 20～40 mg，辛伐他汀 10~40mg, 氟伐他汀 40~80mg, 阿托伐他汀 10~40 mg, 瑞舒伐他汀 5~20 mg, 均为每天 1 次。一般他汀类药物的安全性高和耐受性好, 其疗效远远大于产生不良反应的风险, 但对高龄、低体重、基础肾功能不全及严重心功能不全者应密切监测。

(2) 氯贝丁酯类。

氯贝丁酯类又称贝丁酸或纤维酸类。其降血 TG 的作用强于降总胆固醇, 并能使 HDL-C 增高, 且可减少组织胆固醇沉积。可选用以下药物: 非诺贝特 100mg, 3 次 / 天, 其微粒型制剂 200mg, 1 次 / 天; 吉非贝齐 (吉非罗齐)600mg, 2 次 / 天; 苯扎贝特 200mg, 2~3 次 / 天; 环丙贝特 50~100 mg, 1 次 / 天等。这类药物有降低血小板黏附性、增加纤维蛋白溶解活性和减低纤维蛋白原浓度、削弱凝血的作用。与抗凝药合用时, 要注意抗凝药的用量。少数患者有胃肠道反应、皮肤发痒和荨麻疹以及过性血清转氨酶增高和肾功能改变。因此宜定期检查肝、肾功能。

(3) 烟酸类。

烟酸口服 3 次 / 天, 每次剂量从 0.1g 逐渐增加到最大量 1.0g。有降低血甘油三酯和总胆固醇、增高 HDL-C 以及扩张周围血管的作用。可引起皮肤潮红和发痒、胃部不适等不良反应, 故不易耐受; 长期服用还要注意检查肝功能。同类药物有阿昔莫司 (吡莫酸), 口服 250 mg, 3 次 / 天, 不良反应较烟酸少, 适用于血 TG 水平明显升高、HDL-C 水平明显低者。

(4) 胆酸螯合树脂类。

为阴离子交换树脂, 服后可吸附肠内胆酸, 通过阻断胆酸的肠肝循环, 加速肝中胆固醇分解为胆酸, 与肠内胆酸一起排出体外而使血 TC 下降。可选用药物有考来烯胺 (消胆胺)4~5g, 3 次 / 天; 考来替泊 4~5g, 3~4 次 / 天等。可引起便秘等肠道反应, 近年由于采用微粒型制剂, 使不良反应减少, 患者较易耐受。

(5) 其他调节血脂药。

①普罗布考 0.5g, 2 次 / 天, 有抗氧化作用并可降低胆固醇, 但 HDL-C 也会降低, 主要的不良反应包括胃肠道反应和 Q-T 间期延长。②不饱和脂肪酸类, 包括从植物油提取的亚油酸、亚油酸乙酯等和从鱼油中提取的多不饱和脂肪酸如二十碳五烯酸（EPA）和二十二碳六烯酸（DHA）, 后两者用量

为 3 ~ 4g/ 天。③维生素类，包括维生素 C（口服至少 1g/ 天）、维生素 B（口服 50 mg，3 次 / 天）、泛酸的衍生物泛硫乙胺（口服 200mg，3 次 / 天）、维生素 E（口服 100mg，3 次 / 天）等，其降脂作用较弱。以上调节血脂药多需长期服用，但应注意掌握好用药剂量和不良反应。

2.抗血小板药物

抗血小板黏附和聚集的药物，可防止血栓形成，有助于防止血管阻塞性病变病情发展。可选用以下药物。①阿司匹林：主要抑制 TXA_2 的生成，较少影响前列环素的产生，建议剂量 50 ~ 300 mg/ 天；②氯吡格雷或噻氯匹定：通过 ADP 受体抑制血小板内 Ca^{2+} 活性，并抑制血小板之间纤维蛋白原桥的形成，氯吡格雷 75 mg/ 天，噻氯匹定 250mg，1 ~ 2 次 / 天，噻氯匹定有骨髓抑制的不良反应，应随访血常规，目前已较少使用。③血小板糖蛋白Ⅱb/Ⅲa（GPⅡb/Ⅲa）受体阻滞剂，能通过抑制血小板 GPⅡb/Ⅲa 受体与纤维蛋白原的结合而抑制血小板聚集，静脉注射制剂有阿昔单抗（或称 ReoPro）、替罗非班等，主要用于 ACS 患者，口服制剂的疗效不确定。④双嘧达莫（潘生丁）50 mg，3 次 / 天，可使血小板内环磷酸腺苷增高，抑制 Ca^{2+} 活性，可与阿司匹林合用。⑤西洛他唑是磷酸二酯酶抑制剂，50 ~ 100 mg，2 次 / 天。

（三）预后

本病的预后因病变部位、程度、血管狭窄发展速度、受累器官受损情况和有无并发症而不同。重要器官如脑、心、肾动脉病变导致脑卒中、心肌梗死或肾衰竭者，预后不佳。

第二节　无症状心肌缺血的诊治与合理用药

无症状性心肌缺血或无痛性心肌缺血，又称隐匿性心肌缺血（Silent myocardial ischemia，SMI），是指有客观证据的心肌缺血，如心电图典型缺血性 ST 段改变，放射性核素或超声心动图检查所示心肌血流灌注缺损及（或）左室功能异常，但缺乏各种类型心绞痛症状。SMI 病例生前冠脉造影或尸检几乎均可证实冠状动脉主要分支有明显狭窄，但有的病例，冠脉无固定狭窄，而是一过性痉挛。SMI 存在于各种类型冠心病之中，是冠心病的常见表现形式，SMI 不应与不一定产生心肌缺血的隐匿型冠心病（无症状性冠心病）相混淆。无症状性冠心病是指冠脉造影显示冠脉明显狭窄，或尸检有冠脉病变而生前从无心肌缺血的症状者，患者未做动态心电图、心电图负荷试验或核素心肌灌注显像检查，或做了检查而无阳性发现。

SMI 是冠心病的常见表现形式。据报告在从未发生过心绞痛或心肌梗死的无症状人群中，其检出率在 2.5% ~ 10% 不等，DCG 表明，慢性稳定性心绞痛患者 60% ~ 80% 有 SMI 发作，一次心肌梗死后，常规轻量运动试验约 10% 能检出 SMI，无症状性心肌梗死也较常见，在美国一研究中心 30 年的随访中，心肌梗死在男性有 28%、女性有 35% 是无痛的。

一、发病机制

心肌缺血发生时，有些人会发生心绞痛症状，而另一些或同一人在其他时间则表现为无症状心肌缺血。这种现象可能与以下机制有关：①痛觉感受神经异常。②心肌缺血的范围、程度和持续时间。③疼痛介质的作用。

二、临床表现

多为中年以上男性患者。一般无症状和体征，常在查体中发现。如疑为本病，应询问是否有相关的疾病，如高脂血症、高血压病、糖尿病以及吸烟、长期室内工作而活动少及精神紧张等因素。部分患者可突然转为心绞痛、心肌梗死、严重心律失常甚至心脏骤停，也可逐渐发展为心肌硬化。因此，从这个意义上讲，无症状心肌缺血对患者具有更大危险性。体力活动、精神活动及天气变化都可以成为其发作的诱因。

三、实验室及其他检查

（1）休息时心电图，可有 ST 段压低，T 波低平或倒置等心肌缺血改变，或某些其他异常表现。必要时做心电图负荷试验，可示阳性发现。

（2）血清胆固醇或甘油三酯可明显而持续升高。

（3）放射性核素心肌显像和超声心动图等。如条件允许，应进行冠状动脉造影以明确诊断。

四、诊断和鉴别诊断

(一) 诊断标准

男性 40 岁，女性 45 岁以上患者，休息时心电图有明显心肌缺血表现，或心电图运动试验阳性，无其他原因 (各种心脏病、自主神经功能失调、显著贫血、阻塞性肺气肿、服用洋地黄、电解质紊乱) 可查，并有下列 3 项中的 2 项者：高血压，高胆固醇血症，糖尿病。如无有关临床症状，可诊断为无症状冠心病。

(二) 鉴别诊断

1. 自主神经功能失调

此病有一种类型表现为肾上腺素能 β 受体兴奋性增高，患者心肌耗氧量增加，心电图可出现 ST 段压低和 T 波倒置等改变。临床上表现为精神紧张、心率加快、手心和腋下多汗、时有叹息状呼吸。服用普萘洛尔 10~20mg 后 2h，待心率减慢后做心电图检查，可见 ST 段和 T 波恢复正常，可资鉴别。

另一种类型主要见于中年妇女，可能与迷走神经张力过高有关，表现为运动试验呈假阳性。鉴别要点如下。

(1) ST 段压低见于运动后立即心电图，恢复很快。

(2) 当患者运动后保持直立位时，ST 段压低可持续存在，而且可能进一步压低，卧位后迅速恢复正常。缺血性 ST 段压低则与体位无关。

(3) avF 导联可见 ST 段持续压低。

2. 其他

各种心肌炎、心肌病、心包病以及多种心脏病、电解质紊乱、内分泌疾病和某些药物都可引起 ST 段和 T 波改变，根据病史及临床表现不难做出鉴别。

五、治疗

采取防治动脉粥样硬化的各种措施，防止粥样病变加重，争取粥样斑块消退，以促进冠状动脉侧支循环的建立。

(一) 一般治疗措施

(1) 发挥患者的主观能动性，配合治疗。

(2) 饮食。膳食总量勿过高，以维持正常体重为度，体重的计算方法：身高 (cm) -110= 体重 (kg)，MBI= 体重 (kg) / 身高 (m)，成人小于 25 为正常，25～30 为轻度肥胖，30～40 为中度肥胖，大于 40 为重度肥胖。提倡清淡饮食，多食含有维生素和植物蛋白的食物，尽量以植物油为食用油，应避免经常食用过多的动物性脂肪和含饱和脂肪酸的植物油，避免多食含有胆固醇过多的食物，严禁暴饮暴食以诱发心绞痛或心肌梗死，合并有高血压或心力衰竭者应限制食盐和含盐食物。

(3) 适当的体力活动和体育活动。

(4) 合理安排工作和生活，生活要有规律，保持乐观、愉快的情绪，避免过度劳累及情绪激动，注意劳逸结合，要有充足的睡眠。

(5) 不吸烟，不饮烈性酒或大量饮酒 (少量饮低浓度酒则有提高 HDL 的作用)。

(6) 积极治疗与本病有关的疾病，如高血压、糖尿病、高脂血症、肥胖等。

(二) 药物治疗

选用硝酸酯类，β 受体阻滞剂，钙通道阻滞剂。要定期体检。

六、预后

过去一般认为 SMI 较有症状者预后良好，但近年来的研究表明 SMI 与有症状者有同样的预后意义，甚至更为不良。SMI 的实质问题是心肌缺血，与此相关的患者年龄、冠脉病变的程度、范围、心脏功能、冠心病易患因素、SMI 的类型、发病频率等对预后都有不可忽视的重要影响。

据报道，有症状的冠心病患者死亡率较无症状者高两倍。但多数学者认为 I 型 SMI 其猝死率和病死率与有症状者心肌梗死相同。认为 I 型 SMI 的预后与心绞痛患者相似。

第三节　稳定性心绞痛的诊治与合理用药

稳定性心绞痛是由于劳力引起心肌耗氧量增加，而病变的冠状动脉不能及时调整和增加血流量，从而引起可逆性心肌缺血，但不会引起心肌坏死。这是由于心肌供氧与耗氧之间暂时失去平衡而发生心肌缺血的临床症状，是在一定条件下冠状动脉所供应的血液和氧不能满足心肌需要的结果。本病多见于男性，多数患者年龄在 40 岁以上，常合并高血压、吸烟、糖尿病、脂质代谢异常等心血管疾病危险因子。大多数为冠状动脉粥样硬化导致血管狭窄引起，还可由主动脉瓣病变、梅毒性主动脉炎、肥厚型心肌病、先天性冠状动脉畸形、风湿性冠状动脉炎、心肌桥等引起。

一、发病机制

心肌内没有躯体神经分布，因此机械性刺激并不会引起疼痛。心肌缺血时产生痛觉的机制仍不明确。当冠状动脉的供氧与心肌的氧耗之间发生矛盾时，心肌急剧的、暂时的缺血缺氧，导致心肌的代谢产物如乳酸、丙酮酸、磷酸等酸性物质以及一些类似激肽的多肽类物质在心肌内大量积聚，刺激心脏内自主神经传入纤维末梢，经 1 ~ 5 胸交感神经节和相应的脊髓段，传至大脑，从而产生疼痛感觉。因此，与心脏自主神经传入处于相同水平脊髓段的脊神经所分布的区域，如胸骨后、胸骨下段、上腹部、左肩、左上肢内侧等部位也可以出现痛觉，这就是牵涉痛产生的可能原因。由于心绞痛并非躯体神经传入，所以常不是锐痛，故不能准确定位。

心肌产生能量的过程需要大量的氧供，心肌耗氧量（MVO_2）的增加是引起稳定性心绞痛发作的主要原因之一。心肌耗氧量由心肌张力、心肌收缩强度和心率所决定，常用心率与收缩压的乘积作为评估心肌耗氧程度的指标。在正常情况下，冠状循环有强大的储备力量，在剧烈运动时，其血流量可增加到静息时的6~7倍，在缺氧状况下，正常的冠状动脉可以扩张，也能使血流量增加4~5倍。而动脉粥样硬化而致冠状动脉狭窄或部分分支闭塞时，冠状动脉对应激状态下血流的调节能力明显减弱。在稳定性心绞痛患者中，虽然冠状动脉狭窄，心肌的血液供应减少，但在静息状态下，仍然可以满足心脏的需要，故安静时患者无症状；当心脏负荷突然增加，如劳力、激动、寒冷刺激、饱食等，使心肌张力增加（心腔容积增加、心室舒张末期压力增高）、心肌收缩力增加（收缩压增高、心室压力曲线最大压力随时间变化率增加）或心率增快，均可引起心肌耗氧量增加，从而引起心绞痛的发作。

在其他情况下，如严重贫血、肥厚型心肌病、主动脉瓣狭窄/关闭不全等，由于血液携带氧的能力下降、或心肌肥厚致心肌氧耗增加、或心排血量过少/舒张压过低，均可以造成心肌氧供和氧耗之间的失平衡，使心肌血液供给不足，遂引起心绞痛发作。在多数情况下，稳定性心绞痛常在同样的心肌耗氧量的情况下发生，即患者每次在某一固定运动强度的诱发下发生症状，因此症状的出现很具有规律性。当发作的规律性在短期内发生显著变化时（如诱发症状的运动强度明显减低），常提示患者出现了不稳定性心绞痛。

二、病理和病理生理

一般来说，至少1支冠状动脉狭窄程度大于70%才会导致心肌缺血。

（一）心肌缺血、缺氧时的代谢与生化改变

在正常情况下，心肌主要通过脂肪氧化的途径获得能量，供能的效率比较高。但相对于对糖的利用供能来说，对脂肪的利用则需要消耗更多的氧。

1.心肌的缺氧代谢及其对能量产生和心肌收缩力的影响

缺血缺氧引起心肌代谢的异常改变。心肌在缺氧状态下无法进行正常的有氧代谢，从三磷腺苷（ATP）或肌酸磷酸（CP）产生的高能磷酸键减少，导致依赖能源的心肌收缩和膜内外离子平衡发生障碍。缺血时由于乳酸和丙酮酸不能进入三羧酸循环进行氧化使无氧糖酵解增强，导致乳酸在心肌内堆积，冠状静脉窦乳酸含量增高。由于无氧酵解供能效率较低，而且乳酸的堆积限制了无氧糖酵解的进行，心肌能量产生障碍以及乳酸积聚引起心肌内的

乳酸性酸中毒，均可导致心肌收缩功能的下降。

2. 心肌细胞离子转运的改变对心肌收缩及舒张功能的影响

正常心肌细胞受激动而除极时，细胞内钙离子浓度增高，钙离子与原肌凝蛋白上的肌钙蛋白 C 结合后，解除了肌钙蛋白 I 的抑制作用，促使肌动蛋白和肌浆球蛋白合成肌动球蛋白，会引起心肌收缩。当心肌细胞缺氧时，细胞膜对钠离子的渗透性会异常增高，导致细胞内钠离子增多及细胞内的酸中毒，使肌浆网内的钙离子流出障碍，细胞内钙离子浓度降低并妨碍钙离子与肌钙蛋白的结合，致使心肌收缩功能发生障碍。缺氧也会使心肌松弛发生障碍，可能因心肌高能磷酸键的储备降低，导致细胞膜上钠 - 钙离子交换系统功能的障碍及肌浆网钙泵对钙离子的主动摄取减少，因此钙离子与肌钙蛋白的解离缓慢，心肌舒张功能下降，左室顺应性减低，心室充盈的阻力增加。

3. 心肌缺氧对心肌电生理的影响

肌细胞受缺血性损伤时，钠离子在细胞内积聚而钾离子向细胞外漏出，使细胞膜在静止期处于部分除极化状态，当心肌细胞激动时，由于除极不完全，从而产生损伤电流。在心电图上表现为 ST 段的偏移。由于心腔内的压力，在冠状动脉供血不足的情况下，心内膜下的心肌更容易发生急性缺血。受急性缺血性损伤的心内膜下心肌，其静息电位较外层为高 (部分除极化状态)，而在心肌除极后其电位则较外层为低 (除极不完全)，因此，在左心室表面记录的心电图上出现 ST 段的压低。当心肌缺血发作时主要累及心外膜下心肌，则心电图可以表现为 ST 段抬高。

(二) 左心室功能及血流动力学改变

缺血部位心室壁的收缩功能，在心肌缺血发生时明显减弱甚至暂时完全丧失，而正常心肌区域代偿性收缩增强，可以表现为缺血部位收缩期膨出。但存在大面积的心肌缺血时，可影响整个左心室的收缩功能，导致心室舒张功能受损，充盈阻力增加。稳定性心绞痛患者，各种心肌代谢和功能障碍是暂时、可逆性的，心绞痛发作时患者应自动停止活动，使缺血部位心肌的血液供应恢复平衡，从而减轻或缓解症状。

三、临床表现

稳定性心绞痛通常均为劳力性心绞痛，其发作的性质通常在3个月内并无改变，即每日和每周疼痛发作次数大致相同，诱发疼痛的劳力和情绪激动程度相同，每次发作疼痛的性质和部位无改变，含服硝酸甘油后，也会在相同时间内发生疗效。

(一)症状

稳定性心绞痛的发作具有其较为特征性的临床表现，对临床的冠心病诊断具有重要价值，可以通过仔细的病史询问获得这些有价值的信息。心绞痛以发作性胸痛为主要临床表现，疼痛的特点有以下几点。

1.性质

心绞痛发作时，患者常无明显的疼痛，而表现为压迫、发闷或紧缩感，也可有烧灼感，但不尖锐，非针刺样或刀割样痛，偶伴濒死、恐惧感。发作时，患者往往不自觉地停止活动，直至症状缓解。

2.部位

主要位于心前区、胸骨体上段或胸骨后，界线不清楚，约有手掌大小。常放射至左肩、左上肢内侧达无名指和小指、颈、咽或下颌部，也可以放射至上腹部甚至下腹部。

3.诱因

常由体力劳动或情绪激动(如愤怒、焦急、过度兴奋等)、饱食、寒冷、吸烟、心动过速等诱发。疼痛发生于劳力或激动的当时，而不是在劳累以后。典型的稳定性心绞痛常在类似活动强度的情况下发生。早晨和上午是心肌缺血的好发时段，可能与患者体内神经体液因素在此阶段的激活有关。

4.持续时间和缓解因素

心绞痛出现后常逐步加重，在患者停止活动后3～5min内逐渐消失。舌下含服硝酸甘油症状也能在2～3 min内缓解。如果患者在含服硝酸甘油后10 min内无法缓解症状，则认为硝酸甘油无效。

5.发作频率

稳定性心绞痛可数天或数星期发作一次，也可一日内发作多次。一般来说发作频率固定，如短时间内发作频率较以前明显增加，应该考虑不稳定性心绞痛（恶化劳力型）。

（二）体征

稳定性心绞痛患者在心绞痛发作时常见心率增快、血压升高。通常无其他特殊发现，但仔细的体格检查可以明确患者存在的心血管病危险因素。体格检查对鉴别诊断有很大的意义，例如在胸骨左缘闻及粗糙的收缩期杂音应考虑主动脉瓣狭窄或肥厚梗阻型心肌病的可能。在胸痛发作期间，体格检查可能发现乳头肌缺血和功能失调引起的二尖瓣关闭不全的收缩期杂音；心肌缺血发作时可能出现左心室功能障碍，听诊时有时可闻及第四或第三心音奔马律、第二心音逆分裂或出现交替脉。

四、辅助检查

（一）心电图

心电图是发现心肌缺血、诊断心绞痛最常用、最便宜的检查方法。

1. 静息心电图检查

稳定性心绞痛患者静息心电图多数是正常的，所以静息心电图正常并不能排除冠心病。一些患者可能存在 ST-T 改变，包括 ST 段压低（水平型或下斜型），T 波低平或倒置，可伴有或不伴有陈旧性心肌梗死的表现。因此单纯、持续的 ST-T 改变对心绞痛并无显著的诊断价值，也可以见于高血压、心室肥厚、束支传导阻滞、糖尿病、心肌病变、电解质紊乱、抗心律失常药物或化疗药物治疗、吸烟、心脏神经官能症患者。因此，单纯根据静息心电图诊断心肌缺血很不可靠。虽然冠心病患者可以出现静息心电图 ST-T 异常，并可能与冠状动脉病变的严重程度相关，但绝对不能仅根据心电图存在 ST-T 的异常即诊断为冠心病。

心绞痛发作时特征性的心电图异常是 ST-T 较发作前发生明显改变，在发作以后恢复至发作前水平。由于心绞痛发作时心内膜下心肌缺血较常见，心电图改变多表现为 ST 段压低（水平型或下斜型）0.1 mV 以上，T 波低平或倒置，ST 段改变往往比 T 波改变更具特异性；少数患者在发作时原来低平、倒置的 T 波变为直立（假性正常化），也支持为心肌缺血的诊断。虽然 T 波改变对心肌缺血诊断的特异性不如 ST 段改变，但如果发作时的心电图与发作之前比较有明显差别，且发作后立即恢复，也具有一定的诊断意义。部分稳定性心绞痛患者可以表现为心脏传导系统功能异常，最常见的是左束支传导阻滞和左前分支传导阻滞。此外，心绞痛发作时还可以出现各种心律失常。

2. 心电图负荷试验

心电图负荷试验是对疑有冠心病的患者，通过给心脏增加负荷（运动或药物）而激发心肌缺血来诊断冠心病。运动试验的阳性标准为运动中出现典型心绞痛，运动中或运动后出现 ST 段水平或下斜型下降 ≥ 1mm（J 点后 60 ~ 80ms），或运动中出现血压下降者。心电图负荷试验检查的指征为：临床上怀疑冠心病，为进一步明确诊断；对稳定性心绞痛患者进行危险分层；冠状动脉搭桥及心脏介入治疗前后的评价；陈旧性心肌梗死患者对非梗死部位心肌缺血的监测。禁忌证包括急性心肌梗死；高危的不稳定性心绞痛；急性心肌、心包炎；严重高血压 [收缩压 ≥ 26.7 kPa（200 mmHg）和（或）舒张压 ≥ 14.7kPa（110 mmHg）] 心功能不全；严重主动脉瓣狭窄；肥厚型梗阻性心肌病；静息状态下有严重心律失常；主动脉夹层。负荷试验终止的指标为 ST-T 降低或抬高 ≥ 0.2mV；心绞痛发作；收缩压超过 29.3 kPa（220 mmHg）；血压较负荷前下降；室性心律失常（多源性、连续 3 个室性期前收缩和持续性室性心动过速）。

通常运动负荷心电图的敏感性可达到约 70%，特异性 70% ~ 90%。有典型心绞痛并且负荷心电图阳性，诊断冠心病的准确率达 95% 以上。运动负荷试验为最常用的方法，运动方式主要为分级踏板或蹬车，其运动强度可逐步分期升级。目前通常是以达到按年龄预计的最大心率（HRmax）或 85% ~ 90% 的最大心率为目标心率，前者为极量运动试验，后者为次极量运动试验。运动中应持续监测心电图、血压的改变并记录，运动终止后即刻和此后每 2 min 均应重复心电图记录，直至心率恢复至运动前水平。

Duke 活动平板评分是可以用来进行危险分层的指标。

Duke 评分 = 运动时间（min）-5 × ST 段下降（mm）-（4 × 心绞痛指数）

心绞痛指数。0：运动中无心绞痛；1：运动中有心绞痛；2：因心绞痛需终止运动试验。

Duke 评分 ≥ 5 分低危，1 年病死率 0.25%；-10 ~ +4 分中危，1 年病死率 1.25%；≤ -11 高危，1 年病死率 5.25%。Duke 评分系统适用于 75 岁以下的冠心病患者。

3. 心电图连续监测（动态心电图）

连续记录 24h 的心电图，可从中发现心电图 ST-T 改变和各种心律失常，通过将 ST-T 改变出现的时间与患者症状的对照分析，从而确定患者症状与心电图改变的意义。心电图中显示缺血性 ST-T 改变而当时并无心绞痛发作者称为无痛性心肌缺血，诊断无痛性心肌缺血时，ST 段呈水平或下斜型压低 ≥ 0.1mV，并持续 1min 以上。进行 12 导联的动态心电图监测对心肌缺血的诊断价值较大。

（二）超声心动图

稳定性心绞痛患者的静息超声心动图大部分无异常表现，但在心绞痛发作时，如果同时进行超声心动图检查，可以发现节段性室壁运动异常，并可以出现过性心室收缩与舒张功能障碍的表现。超声心动图负荷试验是诊断冠心病的手段之一，可以帮助识别心肌缺血的范围和程度，敏感性和特异性均高于心电图负荷试验。超声心动图负荷试验按负荷的性质可分为药物负荷试验（常用多巴酚丁胺）、运动负荷试验、心房调搏负荷试验及冷加压负荷试验。根据负荷后室壁的运动情况，可将室壁运动异常分为运动减弱、运动消失、矛盾运动及室壁瘤。

（三）放射性核素检查

TI- 静息和负荷心肌灌注显像：TI（铊）随冠状动脉血流很快被正常心肌所摄取。静息时铊显像所示灌注缺损主要见于心肌梗死后瘢痕部位；而负荷心肌灌注显像可以在运动诱发心肌缺血时，显示出冠状动脉供血不足导致的灌注缺损。不能运动的患者可做双嘧达莫（潘生丁）试验，通过静脉注射双嘧达莫使正常或较正常的冠状动脉扩张，引起"冠状动脉窃血"，使产生狭窄血管供应的局部心肌缺血，可取得与运动试验相似的效果。近年还用腺苷或多巴酚丁胺做药物负荷试验。近年用 Tc-MIBI 作心肌显像取得良好效果，并已推广，它在心肌内分布随时间变化相对固定，无明显再分布，显像检查可在数小时内进行。

(四) 多层 CT 或电子束 CT

多层 CT 或电子束 CT 平扫可检出冠状动脉钙化并进行积分。人群研究显示钙化与冠状动脉病变的高危人群相联系，但钙化程度与冠状动脉狭窄程度却并不一致，因此，不推荐将钙化积分常规用于心绞痛患者的诊断。

CT 冠状动脉造影（CTA）为显示冠状动脉病变及形态的无创检查方法，具有较高的阴性预测价值，若 CTA 未见狭窄病变，一般无须进行有创检查。但 CT 冠状动脉造影对狭窄部位病变程度的判断仍有一定局限性，特别当存在明显的钙化病变时，会显著影响狭窄程度的判断，而冠状动脉钙化在冠心病患者中相当普遍，因此，CTA 对冠状动脉狭窄程度的显示仅能作为参考。

(五) 左心导管检查

左心导管检查主要包括冠状动脉造影术和左心室造影术，是有创性检查方法，前者目前仍然是诊断冠心病的金标准。左心导管检查通常采用穿刺股动脉（Judkins 技术）、肱动脉（Sones 技术）或桡动脉的方法。选择性冠状动脉造影将导管插入左、右冠状动脉口，注射造影剂使冠状动脉主支及其分支显影，可以较准确地反映冠状动脉狭窄的程度和部位。左心室造影术是将导管送入左心室，用高压注射器将造影剂以 12 ~ 15mL/s 的速度注入左心室以评价左心室整体收缩功能及局部室壁运动状况。心导管检查的风险与疾病的严重程度以及术者经验直接相关，并发症大约为 0.1%。根据冠状动脉的灌注范围，将冠状动脉分为左冠状动脉优势型、右冠状动脉优势型和均衡型。"优势型"是指哪一支冠状动脉供应左室间隔和左室后壁，通常 85% 为右冠状动脉优势型，7% 为右冠状动脉和左冠的回旋支共同支配，即均衡型，8% 为左冠状动脉优势型。

五、危险分层

通过危险分层，定义出发生冠心病事件的高危患者，对采取个体化治疗，改善长期预后具有重要意义。根据以下各个方面对稳定性心绞痛患者进行危险分层。

(一) 临床评估

患者病史、症状、体格检查及实验室检查可为预后提供重要信息。冠状动脉病变严重、有外周血管疾病、心力衰竭者预后不良。心电图有陈旧性心肌梗死、完全性左束支传导阻滞、左心室肥厚、二至三度房室传导阻滞、心房颤动、分支阻滞者，发生心血管事件的危险性也会增高。

(二) 负荷试验

Duke 活动平板评分可以用来进行危险分层。此外运动早期出现阳性（ST 段压低 >1mm）、试验过程中 ST 段压低 >2mm、出现严重室律失常时，均预示患者高危。超声心动图负荷试验有很好的阴性预测价值，年死亡或心肌梗死发生率 <0.5%。而静息时室壁运动异常、运动引发更严重的室壁运动异常者高危。

核素检查显示运动时心肌灌注正常则预后良好，年心脏性猝死、心肌梗死的发生率 <1%，与正常人群相似；运动灌注明显异常提示有严重的冠状动脉病变，预示患者高危，应动员患者行冠状动脉造影及血运重建治疗。

(三) 左心室收缩功能

左心室射血分数（LVEF）<35% 的患者年病死率 >3%。男性稳定性心绞痛伴心功能不全者 5 年存活率仅 58%。

(四) 冠状动脉造影

冠状动脉造影显示的病变部位和范围决定患者预后。CASS 注册登记资料显示正常冠状动脉 12 年的存活率 91%，单支病变 74%，双支病变 59%，三支病变 50%，左主干病变预后不良，左前降支近端病变也能降低存活率，但血运重建可以降低病死率。

六、诊断和鉴别诊断

(一) 诊断

根据典型的发作特点，结合年龄和存在的其他冠心病危险因素，除其他疾病所致的胸痛外，即可建立诊断。发作时典型的心电图改变为：以 R 波为主的导联中，ST 段压低，T 波平坦或倒置，发作过后数分钟内逐渐恢复。心电图无改变的患者可考虑做心电图负荷试验。发作不典型者，诊断要依靠观察硝酸甘油的疗效和发作时心电图的变化，如仍不能确诊，可以考虑做心电图负荷试验或 24h 的动态心电图连续监测。诊断困难者可考虑行超声心动图负荷试验、放射性核素检查和冠状动脉 CTA。考虑介入治疗或外科手术者必须行选择性冠状动脉造影。在有 CTA 设备的医院，单纯进行冠心病的诊断已经很少使用选择性冠状动脉造影检查。

(二) 鉴别诊断

稳定性心绞痛尤其需要与以下疾病进行鉴别。

(1) 心脏神经症：患者胸痛常为短暂 (几秒钟) 的刺痛或持久 (几小时) 的隐痛，胸痛部位多在左胸乳房下心尖部附近，部位常不固定。症状多在劳力之后出现，而不在劳力的当时发生。患者症状多在安静时出现，体力活动或注意力转移后症状反而缓解，常可以耐受较重的体力活动而不出现症状。含服硝酸甘油无效或在 10 多分钟后才"见效"，常伴有心悸、疲乏及其他神经衰弱的症状，常喜欢叹息性呼吸。

(2) 不稳定性心绞痛和急性心肌梗死不稳定性心绞痛：包括初发型心绞痛、恶化劳力型心绞痛、静息型心绞痛等。通常疼痛发作较频繁、持续时间延长、对药物治疗反应差，常伴随出汗、恶心、呕吐、濒死感等症状。

(3) 肋间神经痛：本病疼痛常累及 1~2 个肋间，沿肋间神经走向，疼痛性质为刺痛或灼痛，持续性而非发作性，咳嗽、用力呼吸和身体转动均可使疼痛加剧，局部有压痛。

(4) 其他疾病：包括主动脉严重狭窄或关闭不全、冠状动脉炎引起的冠状动脉口狭窄或闭塞、肥厚型心肌病、X 综合征等疾病均可引起心绞痛，要根据其他临床表现来鉴别。此外，还需与胃食管反流、食管动力障碍、食管裂孔疝等食管疾病及消化性溃疡、颈椎病等鉴别。

七、治疗

治疗有两个主要目的，一是预防心肌梗死和猝死，改善预后；二是减轻症状，提高生活质量。

（一）一般治疗

症状出现时应立刻休息，在停止活动后 3～5min 症状即可消除。应尽量避免各种确知的诱发因素，如过度的体力活动、情绪激动、饱餐等，冬天要注意保暖。调节饮食，特别是一次进食不宜过饱，避免油腻饮食，忌烟酒。调整日常生活与工作量；减轻精神负担；同时治疗贫血、甲状腺功能亢进等相关疾病。

（二）药物治疗

药物治疗的目的是预防心肌梗死和猝死，改善生存率；减轻症状和缺血发作，提高生活质量。在选择治疗药物时，应首先考虑预防心肌梗死和死亡。此外，应积极处理心血管病危险因素。

1.预防心肌梗死和死亡的药物治疗

（1）抗血小板治疗：冠状动脉内血栓形成是急性冠心病事件发生的主要特点，而血小板的激活和白色血栓的形成，则是冠状动脉内血栓的最早期形式。因此，在冠心病患者中，抑制血小板功能对于预防事件、降低心血管死亡具有重要意义。

阿司匹林：通过抑制血小板环氧化酶从而抑制血栓素 A_2（TXA_2）诱导的血小板聚集，防止血栓形成。研究表明，阿司匹林治疗能使稳定性心绞痛患者心血管不良事件的相对危险性降低33%，在所有缺血性心脏病的患者中，无论有无症状，只要没有禁忌证，应常规、终身服用阿司匹林 75～150 mg/d。阿司匹林不良反应主要是胃肠道症状，并与剂量有关。阿司匹林引起消化道出血的年发生率为1‰～2‰，其禁忌证包括过敏、严重未经治疗的高血压、活动性消化性溃疡、局部出血和出血体质。因胃肠道症状不能耐受阿司匹林的患者，在使用氯吡格雷代替阿司匹林的同时，应使用质子泵抑制药（如奥美拉唑）。

二磷酸腺苷（ADP）受体拮抗药：通过 ADP 受体抑制血小板内 Ca^{2+} 活性，从而发挥抗血小板作用，主要抑制 ADP 诱导的血小板聚集。常用药物包括氯吡格雷和噻氯匹定，氯吡格雷的应用剂量为 75 mg，每日 1 次；噻氯匹定为 250mg，1 ~ 2/d。由于噻氯匹定可以引起白细胞、中性粒细胞和血小板减少，因此要定期做血常规检查，目前已经很少使用。在使用阿司匹林有禁忌证时可口服氯吡格雷。在稳定性心绞痛患者中，目前尚无足够证据推荐联合使用阿司匹林和氯吡格雷。

（2）β 肾上腺素受体阻滞药（β 受体阻滞药）：β 受体阻滞药对冠心病病死率影响的荟萃分析显示，心肌梗死后患者长期接受 β 受体阻滞药治疗，可以使病死率降低 24%。而具有内在拟交感活性的 β 受体阻滞药对心脏保护作用较差，故推荐使用无内在拟交感活性的 β 受体阻滞药（如美托洛尔、比索洛尔、阿罗洛尔、普萘洛尔等）。β 受体阻滞药的使用剂量应个体化，从较小剂量开始，逐级增加剂量，以达到缓解症状、改善预后的目的。在 β 受体阻滞药治疗过程中，以清醒时静息心率不低于 50/min 为宜。

β 受体阻滞药长期应用可以显著降低冠心病患者心血管事件的患病率和病死率，为冠心病二级预防的首选药物，应终身服用。如果必须停药时应逐步减量，否则突然停用可能引起症状反跳，甚至诱发急性心肌梗死。对慢性阻塞性肺部 / 支气管哮喘、心力衰竭、外周血管病患者，应谨慎使用 β 受体阻滞药，对显著心动过缓（用药前清醒时心率 <50/min）、或高度房室传导阻滞者不用为宜。

（3）HMG-CoA 还原酶抑制药（他汀类药物）：他汀类药物通过抑制胆固醇合成，在治疗冠状动脉粥样硬化中起重要作用，大量临床研究和荟萃分析均证实，降低胆固醇（主要是低密度脂蛋白胆固醇，LDL-C）治疗与冠心病病死率和总死亡率的降低有明显的相关性。他汀类药物还可以通过改善血管内皮细胞的功能、抑制炎症反应、稳定斑块、促使动脉粥样硬化斑块消退，从而发挥调脂以外的心血管保护作用。稳定性心绞痛的患者（高危）应长期接受他汀类治疗，建议将 LDL-C 降低至 2.6 mmol/L（100 mg/dL）以下，对合并糖尿病者（极高危），应将 LDL-C 降低至 2.1 mmol/L（80 mg/dL）以下。

（4）血管紧张素转换酶抑制剂（ACEI）：ACEI 治疗在降低稳定型冠心病缺血性事件方面有重要作用。ACEI 既能逆转左心室肥厚、血管增厚，又能延缓动脉粥样硬化进展，还能减少斑块破裂和血栓形成，另外还有利于心肌氧供 / 氧耗平衡和心脏血流动力学，并降低交感神经活性。推荐用于冠心病患者的二级预防，尤其是合并高血压、糖尿病和心功能不全的患者。HOPE、PEACE 和 EUROPA 研究的荟萃分析显示，ACEI 用于稳定性心绞痛患者，与安慰剂相比，可以使所有原因死亡降低 14%、非致死性心肌梗死降低 18%、所有原因卒中降低 23%。但下述情况不应使用：收缩压 <12.0 kPa（90 mmHg）、肾衰竭、双侧肾动脉狭窄和过敏者。其不良反应包括干咳、低血压和罕见的血管性水肿。

2. 抗心绞痛和抗缺血治疗

（1）β 受体阻滞药。

通过阻断儿茶酚胺对心率和心收缩力的刺激作用，减慢心率、降低血压、抑制心肌收缩力，从而降低心肌氧耗量，预防和缓解心绞痛的发作。由于心率减慢后心室射血时间和舒张期充盈时间均延长，舒张末心室容积（前负荷）增加，在一定程度上抵消了心率减慢引起的心肌耗氧量下降，因此与硝酸酯类药物联合可以减少舒张期静脉回流，而且 β 受体阻滞药也可以抑制硝酸酯给药后对交感神经系统的兴奋作用，获得药物协同作用。

（2）硝酸酯类药物。

这类药物通过扩张容量血管、减少静脉回流、降低心室容量、心腔内压和心室壁张力，同时对动脉系统有轻度扩张作用，降低心脏后负荷，从而降低心肌耗氧量。此外，硝酸酯可以通过扩张冠状动脉，增加心肌供氧，从而改善心肌氧供和氧耗的失平衡，以缓解心绞痛症状。近期研究发现，硝酸酯还具有抑制血小板聚集的作用，其临床意义有待于进一步证实。

硝酸甘油：为缓解心绞痛发作，可使用起效较快的硝酸甘油舌下含片，1~2 片（0.3~0.6 mg），舌下含化，通过口腔黏膜迅速吸收，给药后 1~2min 即开始起作用，约 10 min 后作用消失。大部分患者在给药 3 min 内见效，如果用药后症状仍持续 10 min 以上，应考虑舌下硝酸甘油无效。延迟见效或无效时，应考虑药物是否过期或未溶解，或应质疑患者的症状是否为稳定性心绞痛。硝酸甘油口腔气雾剂也常用于缓解心绞痛发作，作用方式同舌下含片。用2%硝酸甘油油膏或贴片（含5~10 mg）涂或贴在胸前或上臂皮肤而缓慢吸收，适用于预防心绞痛发作。

二硝酸异山梨酯：二硝酸异山梨酯（消心痛）口服3次/d，每次5~20 mg，服后半小时起作用，持续3~5 h。本药舌下含化后2~5 min见效，作用维持2~3h，可用5~10mg/次。口服二硝酸异山梨酯肝脏首过效应明显，生物利用度仅20%~30%。气雾剂通过黏膜直接吸收，起效迅速，生物利用度相对较高。

5-单硝酸异山梨酯：为二硝酸异山梨酯的两种代谢产物之一，半衰期长达4~6 h，口服吸收完全，普通剂型每日给药2次，缓释剂型每日给药1次。

硝酸酯药物持续应用的主要问题是易产生耐药性，其机制尚未明确，可能与体内巯基过度消耗、肾素-血管紧张素-醛固酮（RAS）系统激活等因素有关。防止发生耐药性的最有效方法是"偏心给药"，保证每天足够长（8~10h）的无硝酸酯期。硝酸酯药物的不良作用有头晕、头胀痛、头部跳动感、面红、心悸等，偶有血压下降（静脉给药时相对多见）。

（3）钙通道阻滞药。

本类药物抑制钙离子进入心肌内，会抑制心肌细胞兴奋收缩偶联中钙离子的作用，因而可抑制心肌收缩；能够扩张周围血管，降低动脉压，降低心脏后负荷，因此可减少心肌耗氧量。钙通道阻滞药可以扩张冠状动脉，解除冠状动脉痉挛，改善心内膜下心肌的供血；此外，实验研究发现钙通道阻滞药还可以降低血黏度，抑制血小板聚集，从而改善心肌的微循环。常用制剂包括二氢吡啶类钙通道阻滞药（氨氯地平、硝苯地平等）和非二氢吡啶类钙通道阻滞药（硫氮草酮等）。

钙通道阻滞药在减轻心肌缺血和缓解心绞痛方面，与β受体阻滞药疗效相当。在单用β受体阻滞药症状控制不满意时，二氢吡啶类钙通道阻滞药可以与β受体阻滞药合用，以获得协同的抗心绞痛作用。其与硝酸酯联合使用，也有助于缓解症状。应避免将非二氢吡啶类钙通道阻滞药与β受体阻滞药合用，以免两类药物的协同作用导致对心脏的过度抑制。

推荐使用控释、缓释或长效剂型，避免使用短效制剂，以免明显激活交感神经系统。常见的不良反应包括胫前水肿、便秘、头痛、面色潮红、嗜睡、心动过缓和房室传导阻滞等。

(三) 经皮冠状动脉介入治疗

经皮冠状动脉介入治疗（PCI）包括经皮冠状动脉球囊成形术（PTCA）、冠状动脉支架植入术和粥样斑块消蚀技术。自1977年首例PTCA应用于临床以来，PCI手术已成为冠心病治疗的重要手段之一。COUR-AGE研究显示，与单纯理想的药物治疗相比，PCI+理想药物治疗能减少血运重建的次数，提高患者的生活质量（活动耐量增加），但是心肌梗死的发生和病死率与单纯药物治疗无显著差异。对COUR-AGE研究进一步分析显示，对左心室缺血面积大于10%的患者，PCI+理想药物治疗对硬终点的影响优于单纯药物治疗。随着新技术的出现，尤其是药物洗脱支架（DES）及新型抗血小板药物的应用，远期疗效明显提高。冠状动脉介入治疗不仅可以提高生活质量，而且可明显降低高危患者的心肌梗死发生率和病死率。

(四) 冠状动脉旁路手术

冠状动脉旁路手术（CABG）是使用患者自身的大隐静脉、内乳动脉或桡动脉作为旁路移植材料，一端吻合在主动脉，另一端吻合在有病变的冠状动脉段的远端，通过引流主动脉血流以改善病变冠状动脉所供血心肌区域的血流供应。CABG术前应进行选择性冠状动脉造影，通过了解冠状动脉病变的程度和范围，以供制定手术计划（包括决定移植血管的根数）的参考。目前在发达的国家和地区，CABG已成为最普通的择期心脏外科手术，对缓解心绞痛、改善冠心病长期预后有很好效果。随着动脉化旁路手术的开展，极大提高了移植血管桥的远期开通率；微创冠状动脉手术及非体外循环的CABG均在一定程度上减少创伤及围手术期并发症的发生，患者能够很快恢复。目前CABG总的手术死亡率在1%~4%。

对于低危（年病死率<1%）的患者，CABG并不比药物治疗给患者更多的预后获益。因此，CABG的适应证主要包括：①冠状动脉多支血管病变，尤其是合并糖尿病的患者。②冠状动脉左主干病变。③不适合于行介入治疗的严重冠状血管病变患者。④心肌梗死后合并室壁瘤，需要进行室壁瘤切除的患者。⑤闭塞段的远段管腔通畅，血管供应区有存活心肌。

八、预后

稳定性心绞痛患者在接受规律的冠心病二级预防后，大多数患者的冠状动脉粥样斑块能长期保持稳定，患者能够长期存活。决定稳定性心绞痛患者预后的主要因素包括冠状动脉病变的部位和范围、左心室功能、合并的心血管危险因子（如吸烟、糖尿病、高血压等）控制情况、是否坚持规律的冠心病二级预防治疗。一旦患者心绞痛发作在短期内变得频繁、程度严重、对药物治疗反应差，应考虑发生急性冠脉综合征，并且应采取更积极的药物治疗和血运重建治疗。

第四节　不稳定性心绞痛的诊治与合理用药

一、定义

临床上将原来的初发型心绞痛、恶化型心绞痛和各型自发性心绞痛广义地统称为不稳定性心绞痛（UAP）。其特点是疼痛发作频率增加、程度加重、持续时间延长、发作诱因改变，甚至休息时亦会出现持续时间较长的心绞痛，含化硝酸甘油效果差，或无效。本型心绞痛介于稳定性心绞痛和急性心肌梗死之间，易发展为心肌梗死，但无心肌梗死的心电图及血清酶学改变。

不稳定性心绞痛是介于稳定性心绞痛和急性心肌梗死之间的一组临床心绞痛综合征。有学者认为除了稳定的劳力性心绞痛为稳定性心绞痛外，其他所有的心绞痛均属于不稳定性心绞痛，包括初发劳力型心绞痛、恶化劳力型心绞痛、卧位型心绞痛、夜间发作的心绞痛、变异型心绞痛、梗死前心绞痛、梗死后心绞痛和混合型心绞痛。如果劳力性和自发性心绞痛同时发生在一个患者身上，则称为混合型心绞痛。

不稳定性心绞痛具有独特的病理生理机制及临床预后，如果得不到恰当及时的治疗，可能发展为急性心肌梗死。

二、病因及发病机制

目前认为有五种因素与产生不稳定性心绞痛有关，它们相互关联。

(一) 冠脉粥样硬化斑块上有非阻塞性血栓

此为最常见的发病原因，冠脉内粥样硬化斑块破裂诱发血小板聚集及血栓形成，血栓形成和自溶过程的动态不平衡过程，可导致冠脉发生不稳定的不完全性阻塞。

(二) 动力性冠脉阻塞

在冠脉器质性狭窄基础上，病变局部的冠脉发生异常收缩、痉挛导致冠脉功能性狭窄，会进一步加重心肌缺血，从而产生不稳定性心绞痛。这种局限性痉挛与内皮细胞功能紊乱、血管收缩反应过度有关，常发生在冠脉粥样硬化的斑块部位。

(三) 冠状动脉严重狭窄

冠脉以斑块导致的固定性狭窄为主，不伴有痉挛或血栓形成，见于某些冠脉斑块逐渐增大、管腔狭窄进行性加重的患者，或 PCI 术后再狭窄的患者。

(四) 冠状动脉炎症

近年来研究认为斑块发生破裂与其局部的炎症反应有十分密切的关系。在炎症反应中感染因素可能也起一定作用，其感染物可能是巨细胞病毒和肺炎衣原体。这些患者炎症递质标志物水平检测常有明显增高。

(五) 全身疾病加重的不稳定性心绞痛

在原有冠脉粥样硬化性狭窄基础上，由于外源性诱发因素影响冠脉血管导致心肌氧的供求失衡，使心绞痛恶化加重。常见原因有：①心肌需氧增加，如发热、心动过速、甲亢等。②冠脉血流减少，如低血压、休克。③心肌氧释放减少，如贫血、低氧血症。

三、临床表现

(一) 症状

临床上不稳定性心绞痛可表现为新近发生 (1 个月内) 的劳力型心绞痛，或原有稳定性心绞痛的主要特征近期内发生了变化，如心前区疼痛发作更频繁、程度更严重、时间也延长，轻微活动甚至在休息时也会发作。少数不稳定性心绞痛患者可无胸部不适表现，仅表现为颌、耳、颈、臂或上胸部发作性疼痛不适，或表现为发作性呼吸困难，其他还可表现为发作性恶心、呕吐、出汗和不能解释的疲乏症状。

(二) 体格检查

一般无特异性体征。心肌缺血发作时可发现反常的左室心尖搏动，听诊有心率增快和第一心音减弱，可闻及第三心音、第四心音或二尖瓣反流性杂音。当心绞痛发作时间较长，或心肌缺血较严重时，可发生左室功能不全的表现，如双肺底细小水泡音，甚至急性肺水肿或伴低血压。也可发生各种心律失常。

体检的主要目的是努力寻找诱发不稳定性心绞痛的原因，如难以控制的高血压、低血压、心律失常、梗阻性肥厚型心肌病、贫血、发热、甲状腺功能亢进、肺部疾病等，并确定心绞痛对患者血流动力学的影响，如对生命体征、心功能、乳头肌功能或二尖瓣功能等的影响，这些体征的存在高度提示预后不良。

体检对胸痛患者的鉴别诊断至关重要，有几种疾病状态如得不到及时准确诊断，即可能出现严重后果。如背痛、胸痛、脉搏不整，心脏听诊发现主动脉瓣关闭不全的杂音，提示主动脉夹层破裂，心包摩擦音提示急性心包炎，而奇脉提示心脏压塞，气胸表现为气管移位、急性呼吸困难、胸膜疼痛和呼吸音改变等。

(三) 临床类型

1. 静息心绞痛

心绞痛发生在休息时，且发作时间较长，含服硝酸甘油效果欠佳，病程1个月以内。

2. 初发劳力型心绞痛

新近发生的严重心绞痛 (发病时间在1个月以内)，CCS (加拿大心脏病学会的劳力型心绞痛分级标准) 分级，Ⅲ级以上的心绞痛为初发性心绞痛，尤其注意近48h内有无静息心绞痛发作及其发作频率变化。

3. 恶化劳力型心绞痛

既往诊断的心绞痛，最近发作次数频繁、持续时间延长或痛阈降低 (CCS分级增加Ⅰ级以上或CCS分级Ⅲ级以上)。

4. 心肌梗死后心绞痛

急性心肌梗死24 h以后至1个月内发生的心绞痛。

5. 变异型心绞痛

休息或一般活动时发生的心绞痛，发作时ECG显示暂时性ST段抬高。

四、辅助检查

(一) 心电图

不稳定性心绞痛患者中，常有伴随症状而出现的短暂的ST段偏移、伴或不伴有T波倒置，但不是所有不稳定性心绞痛患者都会发生这种ECG改变。ECG变化随着胸痛的缓解而完全或部分恢复。症状缓解后，ST段抬高或降低，或T波倒置不能完全恢复，是预后不良的标志。伴随症状产生的ST段、T波改变持续超过12h者可能提示非ST段抬高心肌梗死。此外临床表现拟诊为不稳定性心绞痛的患者，胸导联T波呈明显对称性倒置 (≥0.2mV)，高度提示急性心肌缺血，可能系前降支严重狭窄所致。而胸痛患者即使ECG正常也不能排除不稳定性心绞痛可能。若发作时倒置的T波呈伪性改变 (假正常化)，发作后T波恢复原倒置状态；或以前心电图正常者近期内出现心前区多导联T波深倒置，在排除非Q波性心肌梗死后结合临床也应考虑不稳定性心绞痛的诊断。

不稳定性心绞痛患者中有75%~88%的一过性ST段改变不伴有相关症状，为无痛性心肌缺血。动态心电图检查不仅有助于检出上述心肌缺血的动态变化，还可用于不稳定性心绞痛患者常规抗心绞痛药物治疗的评估及是否需要进行冠状动脉造影和血管重建术的参考指标。

（二）心脏生化标记物

心脏肌钙蛋白：肌钙蛋白复合物包括3个亚单位，即肌钙蛋白T（TnT）、肌钙蛋白I（TnI）和肌钙蛋白C（TnC），目前只有TnT和TnI应用于临床。约有35%不稳定性心绞痛患者显示血清TnT水平增高，但其增高的幅度与持续的时间与AMI有差别。AMI患者中TnT>3.0ng/mL者占88%，非Q波心肌梗死中仅占17%，不稳定性心绞痛中无TnT>3.0 ng/mL者。因此，TnT升高的幅度和持续时间可作为不稳定性心绞痛与AMI的鉴别诊断之参考。

不稳定性心绞痛患者TnT和TnI升高者较正常者预后差。临床怀疑不稳定性心绞痛者TnT定性试验为阳性结果者表明有心肌损伤（相当于TnT>0.05μg/L），但如为阴性结果并不能排除不稳定性心绞痛的可能性。

（三）冠状动脉造影

冠状动脉造影目前仍是诊断冠心病的金标准。在长期稳定性心绞痛的基础上出现的不稳定性心绞痛常提示为多支冠脉病变，而新发的静息心绞痛可能为单支冠脉病变。若冠脉造影结果正常提示可能是冠脉痉挛、冠脉内血栓自发性溶解、微循环系统异常等原因引起，或冠脉造影病变漏诊。

不稳定性心绞痛有以下情况时应视为冠脉造影强适应证：①近期内心绞痛反复发作，胸痛持续时间较长，药物治疗效果不满意者可考虑及时行冠状动脉造影，以决定是否急诊介入性治疗或急诊冠状动脉旁路移植术（CABG）。②原有劳力性心绞痛近期内突然出现休息时频繁发作者。③近期活动耐量明显降低，特别是低于Bruce Ⅱ级或4METs者。④梗死后心绞痛。⑤原有陈旧性心肌梗死，近期出现由非梗死区缺血所致的劳力性心绞痛。⑥严重心律失常、LVEF<40%或充血性心力衰竭。

(四) 螺旋 CT 血管造影（CTA）

近年来，多层螺旋 CT 尤其是 64 排螺旋 CT 冠状动脉成像（CTA）在冠心病诊断中正在被推广应用。CTA 能够清晰显示冠脉主干及其分支狭窄、钙化、开口起源异常及桥血管病变。有资料显示，CTA 诊断冠状动脉病变的灵敏度 96.33%、特异度 98.16%，阳性预测值 97.22%，阴性预测值 97.56%。其中对左主干、左前降支病变及大于 75% 的病变灵敏度最高，分别达到 100% 和 94.4%。CTA 对冠状动脉狭窄病变、桥血管、开口畸形、支架管腔、斑块形态均显影良好，对钙化病变诊断率优于冠状动脉造影，阴性者可排除冠心病，阳性者应进一步行冠状动脉造影检查。另外，CTA 也可以作为冠心病高危人群无创性筛选检查及冠脉支架术后的随访手段。

(五) 其他

其他非创伤性检查包括运动平板试验、运动放射性核素心肌灌注扫描、药物负荷试验、超声心动图等，也有助于诊断。通过非创伤性检查可以帮助决定冠状动脉造影单支临界性病变是否需要做介入性治疗，明确缺血的相关血管，为血运重建治疗提供依据。同时可以提供有无存活心肌的证据，也可作为经皮腔内冠状动脉成形术（PTCA）后判断有无再狭窄的重要对比资料。但在不稳定性心绞痛急性期应避免做任何形式的负荷试验，这些检查宜放在病情稳定后再进行。

五、诊断

(一) 诊断依据

对同时具备下述情形者，应诊断为不稳定性心绞痛。

（1）临床新出现或恶化的心肌缺血症状表现（心绞痛、急性左心衰竭）或心电图心肌缺血图形。

（2）无或仅有轻度的心肌酶（肌酸激酶同工酶）或 TnT、TnI 增高（未超过 2 倍正常值），且心电图无 ST 段持续抬高。应根据心绞痛发作的性质、特点、发作时体征和发作时心电图改变及冠心病危险因素等，结合临床综合判断，以提高诊断的准确性。心绞痛发作时心电图 ST 段抬高或压低的动态变化或左束支阻滞等具有诊断价值。

(二) 危险分层

不稳定性心绞痛的诊断确立后，应进一步进行危险分层，以便于对其进行预后评估和干预措施的选择。

(1) 中华医学会心血管分会关于不稳定性心绞痛的危险度分层。根据心绞痛发作情况，发作时 ST 段下移程度及发作时患者的一些特殊体征变化，将不稳定性心绞痛患者分为高、中、低危险组。

(2) 美国 ACC/AHA 关于不稳定性心绞痛 / 非 ST 段抬高心肌梗死危险分层。

六、鉴别诊断

在确定患者为心绞痛发作后，还应对其是否稳定做出判断。

与稳定性心绞痛相比，不稳定性心绞痛症状特点是短期内疼痛发作频率增加、无规律，程度加重、持续时间延长、发作诱因改变或不明显，甚至休息时亦会出现持续时间较长的心绞痛，含化硝酸甘油效果差，或无效，或出现了新的症状如呼吸困难、头晕，甚至晕厥等。不稳定性心绞痛的常见临床类型包括初发劳力型心绞痛、恶化劳力型心绞痛、卧位型心绞痛、夜间发作的心绞痛、变异型心绞痛、梗死前心绞痛、梗死后心绞痛和混合型心绞痛。

临床上，常将不稳定性心绞痛和非 ST 段抬高心肌梗死（NSTEMI）及 ST 段抬高心肌梗死（STEMI）统称为急性冠脉综合征。

不稳定性心绞痛和非 ST 段抬高心肌梗死（NSTEMI）是在病因和临床表现上相似、但严重程度不同而又密切相关的两种临床综合征，其主要区别在于缺血是否严重到导致足够量的心肌损害，以至于能检测到心肌损害的标记物肌钙蛋白（TnI、TnT）或肌酸激酶同工酶（CK-MB）水平升高。如果反映心肌坏死的标记物在正常范围内或仅轻微增高（未超过 2 倍正常值），就诊断为不稳定性心绞痛，而当心肌坏死标记物超过正常值 2 倍时，则诊断为 NSTEMI。

不稳定性心绞痛和 ST 段抬高心肌梗死（STEMI）的区别，在于后者在胸痛发作的同时会出现典型的 ST 段抬高并具有相应的动态改变过程和心肌酶学改变。

七、治疗

不稳定性心绞痛的治疗目标是控制心肌缺血发作和预防急性心肌梗死。治疗措施包括内科药物治疗、冠状动脉介入治疗（PCI）和外科冠状动脉旁路移植手术（CABG）。

（一）一般治疗

对于符合不稳定性心绞痛诊断的患者应及时收住院治疗（最好收入监护病房），急性期卧床休息 1~3 天，吸氧，持续心电监测。对于低危险组患者留观期间未再发生心绞痛，心电图也无缺血改变，无左心衰竭的临床证据，留观 12~24h 期间未发现有 CK-MB 升高，TnT 或 TnI 正常者，可在留观24~48 h 后出院。对于中危或高危组的患者特别是 TnT 或 TnI 升高者，住院时间相对延长，内科治疗亦应强化。

（二）药物治疗

1. 控制心绞痛发作

（1）硝酸酯类。

硝酸甘油主要通过扩张静脉，减轻心脏负荷来缓解心绞痛发作。心绞痛发作时应舌下含化硝酸甘油，初次含硝酸甘油的患者以先含 0.5 mg 为宜。对于已有含服经验的患者，心绞痛发作时若含 0.5mg 无效，可在 3~5 min 后追加 1 次。若连续含硝酸甘油 1.5~2.0 mg 仍不能控制疼痛症状，需应用强镇痛药以缓解疼痛，并随即采用硝酸甘油或硝酸异山梨酯静脉滴注，硝酸甘油的剂量从 5 μg/min 开始，以后每 5~10 min 增加 5 μg，直至症状缓解或收缩压降低 1.3kPa（10 mmHg），最高剂量一般不超过 80~100 μg/min，一旦患者出现头痛或血压降低 [SBP<12.0 kPa（90 mmHg）] 应迅速减少静脉滴注的剂量。维持静脉滴注的剂量以 10~30 μg/min 为宜。对于中危和高危险组的患者，硝酸甘油持续静脉滴注 24~48 h 即可，以免产生耐药性而降低疗效。

常用口服硝酸酯类药物：心绞痛缓解后可改为硝酸酯类口服药物。常用药物有硝酸异山梨酯和 5- 单硝酸异山梨酯。硝酸异山梨酯作用的持续时间为 4 ~ 5h，故以每日 3 ~ 4 次口服为妥，对劳力性心绞痛患者应集中在白天给药。5- 单硝酸异山梨酯可采用每日 2 次给药。若白天和夜间或清晨均有心绞痛发作者，硝酸异山梨酯可每 6h 给药 1 次，但宜短期治疗以避免耐药性。对于频繁发作的不稳定性心绞痛患者口服硝酸异山梨酯短效药物的疗效常优于服用 5- 单硝类的长效药物。硝酸异山梨酯的使用剂量可以从 10mg/ 次开始，当症状控制不满意时可逐渐加大剂量，一般不超过 40 mg/ 次。只要患者心绞痛发作时口含硝酸甘油有效，即增加硝酸异山梨酯剂量的指征；若患者反复口含硝酸甘油不能缓解症状，常提示患者有极为严重的冠状动脉阻塞病变，此时即使加大硝酸异山梨酯剂量也不一定能取得良好效果。

（2）β 受体阻滞药。

通过减慢心率、降低血压和抑制心肌收缩力而降低心肌耗氧量，从而缓解心绞痛症状，对改善近、远期预后有益。

对不稳定性心绞痛患者控制心绞痛症状以及改善其近、远期预后均有好处，除有禁忌证外，主张常规服用。首选具有心脏选择性的药物，如阿替洛尔、美托洛尔和比索洛尔等。除少数症状严重者可采用静脉推注 β 受体阻滞药外，一般主张直接口服给药。剂量应个体化，根据症状、心率及血压情况调整剂量。阿替洛尔常用剂量为 12.5 ~ 25mg，每日 2 次；美托洛尔常用剂量为 25 ~ 50mg，每日 2 ~ 3 次；比索洛尔常用剂量为 5 ~ 10mg，每日 1 次，对不伴有劳力性心绞痛的变异性心绞痛患者不主张使用。

（3）钙拮抗药。

通过扩张外周血管和解除冠状动脉痉挛而缓解心绞痛，也能改善心室舒张功能和心室顺应性。非二氢吡啶类有减慢心率和减慢房室传导的作用。常用药物有两类：①二氢吡啶类钙拮抗药：硝苯地平对缓解冠状动脉痉挛有独到的效果，故为变异性心绞痛的首选用药，一般剂量为 10 ~ 20mg，每6h1 次，若仍不能有效控制变异性心绞痛的发作还可与硫氮草酮合用，以产生更强的解除冠状动脉痉挛的作用，当病情稳定后可改为缓释和控释制剂。对合并高血压病者，应与 β 受体阻滞药合用。②非二氢吡啶类钙拮抗药：硫氮草酮有减慢心率、降低心肌收缩力的作用，故较硝苯地平更常用于控制心绞痛发作。一般使用剂量为 30 ~ 60mg，每日 3 ~ 4 次。该药可与硝酸酯类合用，亦可与 β 受体阻滞药合用，但与后者合用时需密切观察心率和心功能的变化。

如心绞痛反复发作，静脉滴注硝酸甘油不能控制时，可试用硫氮草酮短期静脉滴注，使用方法为 5～15 μg/（kg·min），可持续静脉滴注24～48h，在静脉滴注过程中需密切观察心率、血压的变化，如静息心率低于 50 次 /min，应减少剂量或停用。

钙通道阻滞药用于控制下列患者的进行性缺血或复发性缺血症状：①已经使用足量硝酸酯类和 β 受体阻滞药的患者。②不能耐受硝酸酯类和β 受体阻滞药的患者。③变异性心绞痛的患者。因此，对于严重不稳定性心绞痛患者常需联合应用硝酸酯类、β 受体阻滞药和钙拮抗药。

2. 抗血小板治疗

阿司匹林为首选药物。急性期剂量应在 150～300 mg/d，可达到快速抑制血小板聚集的作用，3d 后可改为小剂量即 50～150 mg/d 维持治疗，对于存在阿司匹林禁忌证的患者，可采用氯吡格雷替代治疗，使用时应注意经常检查血常规，一旦出现明显白细胞或血小板降低应立即停药。

（1）阿司匹林。

阿司匹林对不稳定性心绞痛治疗的目的是通过抑制血小板的环氧化酶快速阻断血小板中血栓素 A2 的形成。因小剂量阿司匹林（50～75 mg）需数天才能发挥作用。故目前主张：①尽早使用，一般应在急诊室服用第一次。②为尽快达到治疗性血药浓度，第一次应采用咀嚼法，促进药物在口腔颊部黏膜吸收。③剂量 300mg，每日 1 次，3 天后改为 100mg，每日 1 次，很可能需终身服用。

（2）氯吡格雷。

为第二代抗血小板聚集的药物，通过选择性地与血小板表面腺苷酸环化酶偶联的 ADP 受体结合而不可逆地抑制血小板的聚集，且不影响阿司匹林阻滞的环氧化酶通道，与阿司匹林合用可明显增加抗凝效果，对阿司匹林过敏者可单独使用。噻氯匹定最严重的不良反应是中性粒细胞减少，见于连续治疗 2 周以上的患者，易出现血小板减少和出血时间延长，亦可引起血栓性血小板减少性紫癜，而氯吡格雷则不明显，目前在临床上已基本取代噻氯匹定。目前对于不稳定性心绞痛患者和接受介入治疗的患者多主张强化血小板治疗，即二联抗血小板治疗，在常规服用阿司匹林的基础上立即给予氯吡格雷治疗至少 1 个月，亦可延长至 9 个月。

（3）血小板糖蛋白 Ⅱ b/ Ⅲ a 受体抑制药。

为第三代血小板抑制药，主要通过占据血小板表面的糖蛋白 Ⅱ b/ Ⅲ a 受体，抑制纤维蛋白原结合而防止血小板聚集。但其口服制剂疗效及安全性令人失望。静脉制剂主要有阿昔单抗和非抗体复合物替洛非班、lamifiban、xemilofiban、eptifiban、lafradafiban 等，其在注射停止数小时后作用消失。目前临床常用药物有盐酸替罗非班注射液，是一种非肽类的血小板糖蛋白 Ⅱ b/ Ⅲ a 受体的可逆性拮抗药，能有效地阻止纤维蛋白原与血小板表面的糖蛋白 Ⅱ b/ Ⅲ a 受体结合，从而阻断血小板的交联和聚集。盐酸替罗非班对血小板功能的抑制时间与药物的血浆浓度相平行，停药后血小板功能迅速恢复到基线水平。对于不稳定性心绞痛患者，盐酸替罗非班静脉输注可分两步；在肝素和阿司匹林同时应用的条件下，可先给负荷剂量 0.4 μg/（kg·min）（30 min），而后以 0.1 μg/（kg·min）维持静脉点滴 48 h。对于高度血栓倾向的冠脉血管成形术患者，盐酸替罗非班两步输注方案为负荷剂量 10 μg/kg 于 5 min 内静脉推注，然后以 0.15 μg/（kg·min）维持 16～24 h。

3. 抗凝血酶治疗

目前临床使用的抗凝药物有普通肝素、低分子肝素和水蛭素，其他人工合成或口服的抗凝药正在研究或临床观察中。

（1）普通肝素。

普通肝素是常用的抗凝药，通过激活抗凝血酶而发挥抗栓作用，静脉滴注肝素会迅速产生抗凝作用，但个体差异较大，故临床需化验活化部分凝血活酶时间（APTT）。一般将 APTT 延长至 60～90 s 作为治疗窗口。多数学者认为，在 ST 段不抬高的急性冠状动脉综合征，治疗时间为 3～5 天，具体用法为 75 U/kg 体重，静脉滴注维持，使 APTT 是正常的 1.5～2 倍。

（2）低分子肝素。

低分子肝素是由普通肝素裂解制成的小分子复合物，分子量在 2500～7000，具有以下特点：抗凝血酶的作用弱于肝素，但保持了抗因子 Xa 的作用，因此抗因子 Xa 和凝血酶的作用更加均衡；抗凝效果可以预测，不需要检测 APTT；与血浆和组织蛋白的亲和力弱，生物利用度高；皮下注射，给药方便；促进更多的组织因子途径抑制物生成，更好地抑制因子 Ⅶ

和组织因子复合物，从而增加抗凝效果等。许多研究均表明，低分子肝素在不稳定性心绞痛和非 ST 段抬高心肌梗死的治疗中所起的作用至少等同或优于经静脉应用的普通肝素。低分子肝素因生产厂家不同而规格各异，一般推荐量按不同厂家的产品以千克体重计算皮下注射，连用一周或更长时间。

（3）水蛭素。

水蛭素是从药用水蛭唾液中分离出来的第一个直接抗凝血酶制药，通过重组技术合成的是重组水蛭素。重组水蛭素理论上的优点有：无须通过 AT-Ⅲ激活凝血酶；不被血浆蛋白中和；能抑制凝血块黏附的凝血酶；对某一剂量有相对稳定的 APTT，但主要经肾脏排泄，在肾功能不全者可导致不可预料的蓄积。多数试验证实水蛭素能有效降低死亡与非致死性心肌梗死的发生率，但出血危险有所增加。

（4）抗血栓治疗的联合应用。

①阿司匹林加 ADP 受体拮抗药：阿司匹林与 ADP 受体拮抗药的抗血小板作用机制不同，一般认为，联合应用可以提高疗效。CURE 试验表明，与单用阿司匹林相比，氯吡格雷联合使用阿司匹林可使死亡和非致死性心肌梗死降低 20%，减少冠状动脉重建需要和心绞痛复发。②阿司匹林加肝素：RISC 试验结果表明，非 ST 段抬高心肌梗死男性患者使用阿司匹林可明显降低死亡或心肌梗死的危险，单独使用肝素没有受益。阿司匹林加普通肝素联合治疗的最初 5 天事件发生率最低。目前资料显示，普通肝素或低分子肝素与阿司匹林联合使用疗效优于单用阿司匹林；阿司匹林加低分子肝素等同于甚至可能优于阿司匹林加普通肝素。③肝素加血小板 GP Ⅱb/Ⅲa 抑制药：PUR-SUTT 试验结果显示，与单独应用血小板 GP Ⅱb/Ⅲa 抑制药相比，未联合使用肝素的患者死亡事件发生率较高。目前多主张联合应用肝素与血小板 GP Ⅱb/Ⅲa 抑制药。由于两者连用可延长 APTT，肝素剂量应小于推荐剂量。④阿司匹林加肝素加血小板 GP Ⅱb/Ⅲa 抑制药：目前，合并急性缺血的非 ST 段抬高心肌梗死的高危患者，主张三联抗血栓治疗，是目前最有效的抗血栓治疗方案。持续性或伴有其他高危特征的胸痛患者及准备做早期介入治疗的患者，应给予该方案。

4.调脂治疗

血脂增高的干预治疗除调整饮食、控制体重、体育锻炼、控制精神紧张、戒烟、控制糖尿病等非药物干预手段外，调脂药物治疗是最重要的环节。近代治疗急性冠脉综合征的最大进展之一就是 3- 羟基 -3 甲基戊二酰辅酶 A（HMGCoA）还原酶抑制药（他汀类）药物的开发和应用，该类药物除降低总胆固醇（TC）、低密度脂蛋白胆固醇（LDL-C）、三酰甘油（TG）和升高高密度脂蛋白胆固醇（HDL-C）外，还有缩小斑块内脂质核、加固斑块纤维帽、改善内皮细胞功能、减少斑块炎性细胞数目、防止斑块破裂等作用，从而减少冠脉发生事件，另外还能通过改善内皮功能减弱凝血倾向，防止血栓形成，防止脂蛋白氧化，起到了抗动脉粥样硬化和抗血栓作用。随着长期的大样本的实验结果出现，已经显示他汀类强化降脂治疗和 PTCA 加常规治疗可同样安全有效地减少缺血事件。所有他汀类药物均有相同的不良反应，即胃肠道功能紊乱、肌痛及肝损害，儿童、孕妇及哺乳期妇女不宜应用。

5. 溶血栓治疗

国际多中心大样本的临床试验（TIMI Ⅲ B）业已证明采用 AMI 的溶栓方法治疗不稳定性心绞痛反而有增加 AMI 发生率的倾向，故已不主张采用。至于小剂量尿激酶与充分抗血小板和抗凝血酶治疗相结合是否对不稳定性心绞痛有益，仍有待临床进一步研究。

6. 经皮冠状动脉介入治疗和外科手术治疗

在高危险组患者中，如果存在以下情况之一的话，则应考虑行紧急介入性治疗或 CABG。

（1）虽经内科加强治疗，心绞痛仍反复发作。

（2）心绞痛发作时间明显延长或超过 1h，药物治疗不能有效缓解上述缺血发作。

（3）心绞痛发作时伴有血流动力学不稳定，如出现低血压、急性左心功能不全或伴有严重心律失常等。不稳定性心绞痛的紧急介入性治疗的风险一般高于择期介入性治疗，故在决定之前应仔细权衡。紧急介入性治疗的主要目标是以迅速开通"罪犯"病变的血管、恢复其远端血流为原则，对于多支病变的患者，可以不必一次性完成全部的血管重建。对于血流动力学不稳定的患者，最好同时应用主动脉内球囊反搏，力求稳定高危患者的血流动力学。除以上少数不稳定性心绞痛患者外，大多数不稳定性心绞痛患者的介入性治疗宜放在病情稳定至少 48 h 后进行。

目前认为，当不稳定性心绞痛患者经积极的药物治疗或 PCI 治疗效果不满意，或由于各种原因不能进行 PCI 时，可考虑冠脉搭桥术（CABG）治疗。对严重的多支病变和严重的主干病变，特别是左心室功能严重障碍的患者，应首先考虑 CABG。

7. 不稳定性心绞痛患者出院后的治疗

不稳定性心绞痛患者出院后仍需定期门诊随诊。低危险组的患者 1～2 个月随访 1 次；中、高危险组的患者无论是否进行介入性治疗都应 1 个月随访 1 次，如果病情无变化，随访半年 1 次即可。

UA 患者出院后仍需继续服阿司匹林、β 受体阻滞药。阿司匹林宜采用小剂量，每日 50～150 mg 即可，β 受体阻滞药宜逐渐增量至最大可耐受剂量。在冠心病的二级预防中，阿司匹林和降胆固醇治疗是最重要的。降低胆固醇的治疗应参照国内降血脂治疗的建议，即血清胆固醇 >4.68 mmol/L（180 mg/dL）或低密度脂蛋白胆固醇 >2.60 mmol/L（100 mg/dL）均应服他汀类降胆固醇药物，并达到有效治疗的目标。血浆三酰甘油 >2.26 mmol/L（200 mg/dL）的冠心病患者一般也需要服降低三酰甘油的药物。其他二级预防的措施包括向患者宣教戒烟、治疗高血压和糖尿病、控制危险因素、改变不良的生活方式、合理安排膳食、适度增加活动量、减少体重等。

八、影响不稳定性心绞痛预后的因素

（1）左心室功能：为最强的独立危险因素，左心室功能越差，预后也越差，因为这些患者的心脏很难耐受进一步的缺血或梗死。

（2）冠状动脉病变的部位和范围：左主干病变和右冠开口病变最具危险性，三支冠脉病变的危险性大于双支或单支者，前降支病变危险大于右冠或回旋支病变，近段病变危险性大于远端病变。

（3）年龄：是一个独立的危险因素，主要与老年人的心脏储备功能下降和其他重要器官功能下降有关。

（4）合并其他器质性疾病或危险因素：不稳定性心绞痛患者如合并肾衰竭、慢性阻塞性肺疾患、糖尿病、高血压、高血脂、脑血管病以及恶性肿瘤等，均可影响其预后。其中肾功能状态还明显与 PCI 手术预后有关。

第三章　儿科常见疾病的诊治与合理用药

第一节　营养障碍的诊治与合理用药

一、维生素 A 缺乏病

维生素 A 缺乏病（vitamin A deficiency，VAD）目前仍是不发达国家中威胁人类（尤其是儿童）健康的主要疾病之一。其临床表现除了皮肤黏膜改变（如毛囊角化、角膜软化等）和引起夜盲外，还能在此之前出现免疫功能损伤，导致易感性上升。

（一）诊断要点

1. 病史

①有无偏食、挑食、拒食等不良饮食习惯；②是否伴有消化道、急慢性或消耗性疾病；③有无长期反复感染性疾病，且久治不愈。

2. 临床表现

①生长发育：体重不增或增重差、线性生长迟缓。②眼部症状：畏光、夜盲、眼泪少、结膜干燥、比奥斑、角膜干燥、角膜溃疡和角膜软化、失明等。因颅骨发育障碍压迫神经，造成视力障碍。③皮肤：粗糙或干燥呈鸡皮样或鱼鳞状改变、脱屑、角化增生。④机体抵抗力下降：反复呼吸道感染、消化道及泌尿道感染，久治不愈。⑤骨骼和牙发育：骨发育不良或停止，牙萌出和牙质发育受阻。⑥缺铁性贫血。

3. 实验室检查

血浆维生素 A<0.35μmol/L 确诊为维生素 A 缺乏；<0.70μmol/L，或>0.35μmol/L 为亚临床维生素 A 缺乏。

(二) 治疗原则

1. 一般治疗

建立正确的膳食习惯，经常进食含维生素 A 的食物，治疗原发疾病。

2. 维生素 A 治疗

必须严格掌握适应证，严格控制用量，能口服的不予肌内注射。有眼部症状或消化道症状者肌内注射维生素 A、维生素 D 油剂，眼部症状消失后口服维生素 A。

3. 对症治疗

眼部病变时用消毒鱼肝油和抗生素眼药水滴眼。角膜穿孔者速转眼科治疗。

(三) 药物选择及作用机制

维生素 A 包括视黄醇和 3- 脱氢视黄醇，属脂溶性维生素。视黄醇在体内可转化为视黄酸和视黄醛，视黄醛参与感光物质——视紫红质的合成，以维系暗适应视觉；视黄醇、视黄醛对骨骼生长、胚胎发育及维持卵巢和睾丸的功能具有重要作用。维生素 A 是调节上皮细胞分化生长的辅助因子，可催化黏多糖的合成，维持上皮组织结构的完整与健全，从而增强对呼吸道、消化道感染的抵抗力。

(四) 维生素 A 中毒

因食物致维生素 A 中毒者少见，常见于医疗不当。中毒剂量个体差异很大。一般口服 30 万 U 可致急性中毒，连续 6 个月每日口服 10 万 U 可致慢性中毒。

1. 中毒症状

(1) 急性中毒：颅内压增高症状 (头痛、呕吐、意识障碍)。发病 24h 后全身皮肤脱落、眼底出血、视盘水肿。婴幼儿可见精神萎靡或兴奋、嗜睡、惊厥、前囟隆起等症状。

(2) 慢性中毒：神经系统症状与急性中毒相似，另有全身乏力、肝脾大、食欲缺乏、呕吐、便秘；皮肤干燥、脱屑、皲裂、毛发干枯及脱发、齿龈红肿；四肢疼痛而步行困难等症状。

2. 治疗

立即停用维生素 A 制剂和含维生素 A 的食物。如呕吐频繁应注意纠正水、电解质紊乱。

二、维生素 D 缺乏病

由于先天体内贮存不足（早产、多胎、孕期营养不良等），以及维生素 D 摄入不足（紫外线照射不足、饮食缺乏等）和慢性消化道疾病造成的维生素 D 吸收不良等多种原因引起的维生素 D 缺乏，是儿童期一个重要的健康危险因素，影响儿童生长发育和身心健康。临床可表现为维生素 D 缺乏性佝偻病（vitamin D deficiency rickets）和维生素 D 缺乏性手足搐搦症（tetany of vitamin D deficiency）。前者是指钙、磷代谢紊乱，造成以骨代谢和发育障碍为主要表现的全身性疾病；后者常是维生素 D 缺乏性佝偻病的伴发症状之一，是由于维生素 D 缺乏的进程中甲状旁腺功能应答迟钝，不能有效调节血钙水平到正常范围，临床表现为低血钙所致抽搐、喉痉挛及手足搐搦。

（一）诊断要点

1. 维生素 D 缺乏性佝偻病

（1）病史、喂养史、生活方式中存在着维生素 D 摄入不足、吸收障碍等原因。

（2）临床表现。①初期（早期）：一般见于 6 个月以内的婴儿。主要是非特异性症状，如夜惊、多汗、盗汗、烦躁、生长迟缓（生长速率低减）、进食差、睡眠不好等。②活动期（激期）：突出表现在骨骼营养和发育不良。6 个月以下婴儿以颅骨体征为主，颅骨软化、方颅；6 个月以上婴儿以长骨干骺端体征为主，肋骨串珠、手（足）镯、下肢、胸廓、脊柱畸形，前囟闭合延迟。③恢复期：经治疗后骨骼病变恢复。④后遗症期：多出现在 2～3 岁以下儿童，遗留不同程度的骨骼畸形。

（3）辅助检查。①初期：血清 25-（OH）D 明显降低（<10μg/L），血磷降低，血钙可正常。长骨干骺端 X 线正常或钙化带稍模糊。②活动期：血清 25-（OH）D 明显降低，甲状旁腺素水平增高，血钙稍低，血磷明显降低，

碱性磷酸酶升高。长骨 X 线见干骺端呈毛刷状和杯口状改变，骨骺软骨盘增宽，骨质稀疏。③恢复期：血生化仍不正常。长骨 X 线干骺端临时钙化带重新出现为恢复的特征性标志。④后遗症期：血生化正常，骨骼 X 线正常。遗留不同程度的骨骼畸形。

2. 维生素 D 缺乏性手足搐搦症

(1)6 个月以下的婴儿、早产儿、人工喂养儿多见，存在活动性佝偻病，春季发病多。

(2)临床表现。①症状：突发无热惊厥、喉痉挛、手足搐搦(似"助产士手""芭蕾舞足")，发作期间一切如常。②体征：面神经征、腓反射和陶色征阳性。

(3)辅助检查：血清总钙浓度 <1.75 ~ 1.88mmol/L，或钙离子 <1.0mmol/L。

(二)治疗方案及原则

1. 维生素 D 缺乏性佝偻病

(1)注意事项：实施母乳喂养至少 6 ~ 8 个月；保证均衡膳食，养成良好的进食行为(包括终身服奶的习惯)；加强户外运动。

(2)维生素 D 制剂治疗：注意"生理剂量、生理途径"的原则。以口服为主，重症且有并发症患者或口服有困难者才考虑肌内注射，但应严防中毒。有肝肾功能异常者宜选用骨化三醇或阿法骨化醇。

(3)钙剂：在维生素 D 缺乏性佝偻病治疗时，每日需服元素钙 400 ~ 600mg。

(4)矫形：加强体育锻炼(体操、游泳等)。

2. 维生素 D 缺乏性手足搐搦症

(1)紧急处理：保持呼吸道畅通，给予止痉处理。出现喉痉挛时做气管插管或气管切开。

(2)补充钙剂：10% 葡萄糖酸钙缓慢静脉推注或静脉滴注，病情稳定后改口服钙剂。伴有低镁血症时应给予补镁治疗。

(3)同时有维生素 D 缺乏性佝偻病者，于抽搐控制后用维生素 D 治疗。

(三) 药物选择及作用机制

1. 钙调节剂

(1) 钙是体内含量最大的无机物，为维持人体神经、肌肉、骨骼系统、细胞膜和毛细血管通透性正常功能所必需的。钙离子是许多酶促反应的重要激活剂，对许多生理过程是必需的，如神经冲动传递、平滑肌和骨骼肌的收缩、肾功能、呼吸和血液凝固等。常用药物有葡萄糖酸钙和氯化钙。

(2) 骨化三醇是维生素 D_3 最重要的一种活性代谢物。骨化三醇和维生素 D_3 能促进小肠和肾小管吸收钙，纠正低血钙。

2. 镇静药物

(1) 巴比妥类药物：本类药物对中枢神经的抑制作用，随着剂量的加大而表现为镇静、催眠、抗惊厥及抗癫痫。大剂量对心血管系统和呼吸系统有明显的抑制作用。过量可麻痹延髓呼吸中枢而导致死亡。常用药物有苯巴比妥（长效巴比妥类药物）。

(2) 其他类药物：如水合氯醛，是一种氯化的乙醇衍生物，有催眠、抗惊厥作用。口服吸收后大部分分布于肝和其他组织内，很快被乙醇脱氢酶还原成三氯乙醇，后者具有与水合氯醛相等的中枢神经抑制作用。

3. 抗惊厥药物

注射硫酸镁后，镁离子可抑制中枢神经系统，减少运动神经—肌肉接头处乙酰胆碱的释放，并降低运动神经元终板对乙酰胆碱的敏感性，产生镇静、降低或解除横纹肌收缩和抗惊厥作用。

(四) 维生素 D 中毒

长期大量或一次性短期超量服用（或注射）维生素 D 可导致维生素 D 中毒。

1. 中毒症状

轻者早期表现为低热、烦躁、易激惹、厌食、恶心、呕吐、口渴、乏力等；重者有高热、多尿、烦躁、脱水、嗜睡、昏迷、抽搐等。严重者有高钙血症和肾衰竭的表现，如血钙、尿钙增加，长骨 X 线片显示钙化带过度钙化、骨皮质增厚，其他部位（主动脉弓、肾、脑、肺、肝等）有异位钙化。

2. 治疗

立即停用维生素 D，限制钙剂摄入；用利尿药增加钙排泄；口服泼尼松和氢氧化铝来抑制肠道钙的吸收。

三、蛋白质 – 能量营养不良

蛋白质 - 能量营养不良（protein-energy malnutrition，PEM）是由于缺乏能量和（或）蛋白质所致的一种营养缺乏症，主要见于 3 岁以下婴幼儿。临床上以体重明显减轻、皮下脂肪减少和皮下水肿为特征，常伴有各器官系统的功能紊乱。临床常见 3 种类型：以能量供应不足为主的消瘦型；以蛋白质供应不足为主的水肿型；介于两者之间的消瘦 - 水肿型。

(一) 诊断要点

1. 病因

婴幼儿期发病，常有长期喂养不当、消化吸收不良等原因。

2. 临床表现

（1）消瘦：早期表现为体重不增、日久加重、体重逐渐下降、皮下脂肪逐渐减少以至消失、皮肤干燥苍白、肌肉松弛萎缩低于正常身高。

（2）水肿：合并血浆白蛋白明显下降时，可有凹陷性水肿，严重时可破溃、感染形成慢性溃疡。

（3）多脏器功能损害：重度营养不良时可出现，如心脏功能低下者可有心音低钝，血压偏低，脉搏变缓，呼吸浅表等；可有精神萎靡，反应差，体温偏低，无食欲，腹泻、便秘交替等。

3. 实验室检查

①血浆蛋白质降低；②牛磺酸和必需氨基酸浓度降低；③酶活力下降；④胆固醇、各种电解质及微量元素浓度皆下降；⑤生长激素水平升高。

4. 诊断标准

5 岁以下营养不良的体格测量指标的分型和分度如下，符合其中一项即可进行营养不良的诊断。

（1）体重低下：其体重低于同年龄、同性别参照人群值的中位数 -2SD，如在中位数 -3 ~ -2SD 为中度；在中位数 -3SD 以下为重度。

（2）生长迟缓：其身高低于同年龄、同性别参照人群值中位数 -2SD，如在中位数 -3～-2SD 为中度；在中位数 -3SD 以下为重度。

（3）消瘦：其体重低于同性别、同身高参照人群值的中位数 -2SD，如在中位数 -3～-2SD 为中度；在中位数 -3SD 以下为重度。

（二）治疗原则

1. 调整饮食

饮食调整的量和内容应根据实际的消化能力和病情逐步完善，不能操之过急。

（1）食量：轻度营养不良可从每日 60～80kcal/kg 开始；中、重度可从每日 40～55kcal/kg 开始，然后逐步增加到每日 120～170kcal/kg，并按实际体重计算热能需要。

（2）种类：母乳喂养儿可按需哺喂；人工喂养儿从给予稀释奶开始，适应后逐渐增加奶量和浓度，并合理添加辅食。

2. 祛除病因

在查明病因的基础上，积极治疗原发病，如纠正消化道畸形、控制感染性疾病、根治各种消耗性疾病、改进喂养方式等。

3. 促进消化

（1）药物：可给予 B 族维生素和胃蛋白酶、胰酶等以助消化。酌情应用蛋白质同化类固醇制剂。对食欲差的患儿可口服锌制剂，也可给予胰岛素注射。

（2）中医治疗：中药参苓白术散能调整脾胃功能；针灸、推拿、抚触、捏脊等也有一定疗效。

4. 其他

病情严重、伴明显低蛋白血症或严重贫血者，可考虑成分输血。酌情给予静脉营养。此外，充足的睡眠、适当的户外活动、纠正不良的饮食习惯和良好的护理亦极为重要。

（三）药物选择及作用机制

1. 维生素类药物

B 族维生素参与机体新陈代谢过程，为体内多种代谢环节所必需的辅酶，同时也是提供组织呼吸所需的重要辅酶。①维生素 B₁ 是糖类代谢所需辅酶的重要组成成分；②维生素 B₂ 是辅酶的组成成分，参与糖、蛋白质、脂肪的代谢，维持正常的视觉功能和促进生长；③维生素 B₃ 为多种酶的辅基，参与蛋白质、糖类、脂类、氨基酸的代谢。

2. 助消化药物

（1）胃蛋白酶是由健康动物胃黏膜中得到的一种含有胃蛋白分解酶的物质，服用后能使蛋白质转化为蛋白胨，从而促进消化，增进食欲。用于胃蛋白酶缺乏或病后消化功能减退引起的消化不良症。

（2）胰酶为多种酶的混合物，主要含胰蛋白酶、胰淀粉酶和胰脂肪酶等，在中性或弱碱性条件下活性较强。在肠液中消化淀粉、蛋白质及脂肪，起促进食欲的作用。用于消化不良、胰腺疾病引起的消化障碍和各种原因引起的胰腺外分泌功能不足的替代治疗。

3. 增进食欲的药物

（1）锌剂：锌参与多种酶的合成与激活，在核酸代谢和蛋白合成中有重要作用，也是生长、性成熟和功能、食欲和味觉以及创口愈合等所必需的。锌对肠道蛋白的吸收和消化发挥着重要的生理功能，能促进其生成发育。通过对味蕾中味觉素的合成及防止颊黏膜上皮细胞角化不全，来维持正常食欲及味觉。常用药物有硫酸锌和葡萄糖酸锌。

（2）蛋白同化制剂：苯丙酸诺龙能促进蛋白质合成，并能增加食欲。

（3）胰岛素制剂：胰岛素可降低血糖，增加饥饿感，以提高食欲。

（四）诊断要点

1. 临床表现

（1）消化功能减退：食欲缺乏、厌食、异食癖等。

（2）生长发育落后：体格矮小，性发育延迟。

（3）免疫功能降低：容易发生感染。

（4）智能发育延迟。

（5）其他：地图舌、反复口腔溃疡、创伤愈合迟缓、视敏度降低等。

2. 辅助检查

①血清锌低于 $11.47\mu mol/L$。②餐后血清锌浓度反应试验（PICR）>

15%。③发锌测定。

(五) 药物选择及作用机制

锌参与多种酶的合成与激活。增强吞噬细胞吞噬能力、趋化活力及杀菌功能，并且通过超氧化物歧化酶保持吞噬细胞内的自由基水平。自由基能破坏微生物的细胞膜，发挥杀菌作用，加速创伤、烧灼、溃疡的愈合；锌对维生素 A 的代谢及视觉起重要作用，促进及维持性功能，稳定细胞膜，改善组织能量代谢及组织呼吸。常用药物有葡萄糖酸锌、硫酸锌。

四、碘缺乏

碘为人体必需的微量元素之一。碘缺乏（iodine deficiency）是一种分布极为广泛的地方病，食物和饮水中缺碘是其根本原因。碘的主要功能是合成甲状腺素，缺碘使甲状腺素形成合成障碍，从而影响生长发育。

(一) 诊断要点

1.临床表现

临床表现的轻重取决于缺碘的程度、持续时间以及患病的年龄等因素。胎儿期缺碘可致死胎、早产及先天畸形；新生儿期则表现为甲状腺功能低下；儿童和青春期则引起地方性甲状腺肿、地方性甲状腺功能减低症、单纯聋哑。儿童长期轻度缺碘则可出现亚临床型甲状腺功能减低症，常伴有体格生长迟滞。

2.辅助检查

①血清总左旋三碘甲状腺原氨酸（T3）、四碘甲状腺原氨酸（T4）或游离T3、T4；明显降低，而促甲状腺激素（TSH）增高；②尿碘降低；③患者甲状腺3I吸收率升高；④ X 线骨片骨龄延迟。

3.亚临床型甲状腺功能减低症的诊断标准

（1）必备条件

①出生后居住于低碘地方性甲状腺肿病流行区；②生母孕期缺碘，生母或乳母母乳碘含量低；③有智能发育障碍，主要表现为轻度智能迟缓。

（2）辅助条件

①神经系统障碍主要表现为轻度听力障碍（电测听高频或低频异常）；极轻度语言障碍；精神运动发育障碍。②甲状腺功能障碍主要表现为极轻度体格发育障碍；极轻度骨龄发育落后；甲状腺功能低下（T3、T4，降低，TSH升高）。

具有上述必备条件，以及辅助条件中神经系统障碍或甲状腺功能低下中的任何1项或1项以上，并能排除其他原因，如营养不良、锌缺乏、中耳炎等影响便可做出诊断。

（二）治疗原则

1. 饮食疗法

食用海带、紫菜等含碘食物以补充碘。

2. 碘剂

用于缺碘引起的弥漫性Ⅲ度甲状腺肿大且病程短者。应注意长期大量服用碘剂可引起甲状腺功能亢进症。

（三）药物选择及作用机制

1. 碘剂碘

为合成甲状腺激素的原料之一，正常人每日需碘$100 \sim 150 \mu g$。甲状腺具有浓集碘的作用，其内含碘量约为人体内总含碘量的80%，缺碘可引起甲状腺激素合成不足、甲状腺功能减退、甲状腺代偿性肿大；碘过量则可引起甲状腺功能亢进症。

2. 甲状腺素制剂

甲状腺素由甲状腺合成与分泌，是维持人体正常代谢和发育所必需的激素。它主要包括四碘甲状腺原氨酸（T4）和左旋三碘甲状腺原氨酸（T3），T4是主要的生理活性物质，T4的生物活性仅为T3的$1/3 \sim 1/8$，T4要转变为T3才起作用。其能促进细胞组织的生长发育和成熟；促进钙、磷在骨质中的合成代谢和骨、软骨的生长；促进蛋白质合成，增加酶的活力；促进糖的吸收、糖原分解和组织对糖的利用；促进脂肪分解和利用。甲状腺素对神经系统的发育及功能调节十分重要，其不足会严重影响脑的发育、分化和成熟，且不可逆转。常用药物是左甲状腺素。

第二节　新生儿疾病的诊治与合理用药

一、新生儿窒息

新生儿窒息（asphyxia of newborn）是指婴儿出生后无自主呼吸或呼吸抑制而导致低氧血症、高碳酸血症和代谢性酸中毒，是引起新生儿死亡和儿童伤残的重要原因之一。

(一) 诊断要点

1. 病史

凡影响母体和胎儿间血液循环和气体交换者，包括孕母、胎盘、脐带、胎儿等各方面因素，均可造成胎儿缺氧。

2. 主要表现

（1）胎儿宫内窒息：早期有胎动增加，胎心增快；晚期则胎动减少，胎心减慢。羊水胎粪污染。

（2）新生儿窒息诊断: Apgar 评分，8～10 分为正常，4～7 分为轻度窒息，0～3 分为重度窒息。分别于生后 1min、5min 和 10min 进行，1min 评分仅是窒息诊断和分度的依据，5min 及 10min 评分有助于判断复苏效果及预后。

(二) 治疗原则

（1）出生后立即进行复苏及评估。

（2）采用国际公认的 ABCDE 复苏方案。① A（airway）清理呼吸道；② B（breathing）建立呼吸；③ C（circulation）维持正常循环；④ D（drugs）药物治疗；⑤ E（evaluation）评估。前三项最重要，其中 A 是根本、B 是关键，评估贯穿于整个复苏过程中。呼吸、心率和皮肤颜色是窒息复苏评估的三大指标，并遵循：评估→决策→措施→再评估→再决策→再措施程序，如此循环往复，直到完成复苏。

（3）复苏后处理：①监测生命体征及血糖、血气；②保暖、吸氧、保持呼吸道通畅，必要时机械通气；③纠正酸中毒，维持水、电解质平衡；④抗惊厥，纠正脑水肿。

(三) 药物选择及作用机制

复苏用药的目的是刺激心搏，增加组织灌注量，维持酸碱平衡。

1. 纠正酸中毒药物

碳酸氢钠可使血浆内 HCO_2 浓度升高，中和氢离子，从而纠正酸中毒。

2. 增强心功能的药物

（1）α、β 肾上腺素受体激动药：肾上腺素兼有 α 受体和 β 受体激动作用。α 受体激动引起皮肤、黏膜、内脏血管收缩。β 受体激动引起冠状血管扩张、骨骼肌及心肌兴奋、心率增快、支气管及胃肠道平滑肌松弛。对血压的影响与剂量有关，常用剂量使收缩压上升而舒张压不升或略降，大剂量使收缩压、舒张压均升高。

（2）非苷类正性肌力药物：①多巴胺是交感神经递质的生物合成前体，也是中枢神经递质之一。它可以通过激动交感神经系统的肾上腺素受体和位于肾、肠系膜、冠状动脉、脑动脉的多巴胺受体而发挥作用，其效应为剂量依赖性。中等剂量（每分钟 $2 \sim 10 \mu g/kg$）能直接激动 β 受体并间接促使去甲肾上腺素自储藏部位释放，对心肌产生正性应力作用，使心肌收缩力增强，最终使心排血量增加、收缩压升高、脉压可能增大、舒张压无变化或有轻度升高、外周总阻力常无改变、冠脉血流及心肌氧耗得到改善。②多巴酚丁胺为选择性 β 肾上腺素受体激动药，对心肌有正性肌力和较弱的正性频率作用，从而增强心肌收缩力，增加心排血量，降低肺毛细血管楔压。

3. 阿片受体拮抗药

纳洛酮为纯粹的阿片受体拮抗药，本身无内在活性，但能竞争性拮抗各类阿片受体，对 μ 受体有很强的亲和力，可同时逆转阿片激动药所有作用，还具有与拮抗阿片受体不相关的回苏作用。其可通过对内啡肽和脑啡肽的拮抗，兴奋中枢神经、兴奋呼吸、抑制迷走神经，使去甲肾上腺素和肾上腺素水平升高，血压上升；还可增强心肌收缩力，升高动脉压，改善组织的血液灌注，增加心肌血流，有助于缺血心肌的保护；不产生吗啡样的依赖性、戒断症状和呼吸抑制。

二、新生儿缺氧缺血性脑病

新生儿缺氧缺血性脑病（hypoxic-ischemic encephalopathy，HIE）是指各种围生期窒息引起的部分或完全缺氧、脑血流减少或暂停而导致胎儿或新生儿脑损伤。HIE是引起新生儿急性死亡和慢性神经系统损伤的主要原因之一。

(一) 诊断要点

1. 缺氧病史

有围生期缺氧病史或出生后有窒息。

2. 有神经系统的症状体征

根据意识、肌张力、原始反射改变、有无惊厥、病程及预后等，临床上分为轻、中、重度。

3. 辅助检查

（1）颅脑超声检查：应动态观察。中、重度者脑室变窄或消失，脑室周围尤其是侧脑室外角后方有高回声区（系白质软化、水肿所致）。

（2）CT检查：根据脑白质低密度范围可分为3度。①轻度：散在局灶低密度影分布2个脑叶。②中度：低密度影超过2个脑叶，白质、灰质对比模糊。③重度：大脑半球呈弥漫性低密度影，灰白质界限消失，侧脑室变窄。可伴颅内出血。磁共振成像能进一步了解脑损伤及神经发育情况。

（3）脑电图及脑干诱发电位：脑电图表现为节律紊乱、低波幅背景波上的棘慢波暴发式或持续性弥漫性慢活动；出现"暴发抑制""低电压""电静息"，则为重度缺氧缺血性脑病。听觉和视觉诱发电位亦能一定程度地反映缺氧缺血后损伤。

（4）血生化：血清肌酸磷酸激酶同工酶（CPK-BB）、神经元特异性烯醇化酶升高。

(二) 治疗原则

1. 一般治疗

①维持良好的通气功能，酌情予以不同方式的氧疗，严重者可用机械通气、一氧化氮（NO）吸入，但应避免动脉血氧分压（PaO_2）过高或动脉血

二氧化碳分压（PaCO$_2$）过低；②维持脑和全身良好的血液灌注；③维持血糖在正常值（4.16～5.55mmol/L）。

2. 对症治疗

①控制惊厥。②治疗脑水肿：限制液量，每日不超过 60～80ml/kg。颅内压增高时，可选用利尿药和脱水药物，一般不主张使用肾上腺皮质激素。③疑有颅内出血者可用止血药物。④使用脑细胞代谢激活药。

（三）药物选择及作用机制

1. 非苷类正性肌力药物

（1）多巴胺是交感神经递质的生物合成前体，也是中枢神经递质之一。它可以通过激动交感神经系统的肾上腺素受体和位于肾、肠系膜、冠状动脉、脑动脉的多巴胺受体而发挥作用，其效应为剂量依赖性。中等剂量（每分钟 2～10μg/kg），能直接激动 β 受体并间接促使去甲肾上腺素自储藏部位释放。

（2）多巴酚丁胺为选择性 β 肾上腺素受体激动药。

2. 镇静药物

本类药物对中枢神经系统有广泛的抑制作用，产生镇静作用，使患者安静，减轻或消除激动、焦虑不安等情绪。苯巴比妥属长效巴比妥类药物，对中枢的抑制作用随着剂量加大，表现为镇静、催眠、抗惊厥及抗癫痫。作用机制可能是抑制脑干网状结构上行激活系统的传导功能，从而减弱传入冲动对大脑皮质的影响，有利于皮质抑制过程的扩散。

3. 治疗脑水肿的药物

（1）利尿药：是一类促进体内电解质和水分的排出而增加尿量的药物，通过影响肾小球的滤过、肾小管的重吸收和分泌等功能而实现其利尿作用。

（2）脱水药：20% 甘露醇静脉滴注后具有组织脱水作用，由于不易由毛细血管渗入组织，可提高血浆胶体渗透压，使组织（特别是脑组织）细胞中的水分向细胞外转运，从而使组织脱水，减轻水肿，降低脑脊液容量和压力。

4. 止血药物

本类药物可加速血液凝固或降低毛细血管通透性，促使出血停止。维生素 K 和酚磺乙胺等可影响某些凝血因子，促进或恢复凝血过程而止血；卡巴克洛能降低毛细血管通透性，可治疗血管因素所致的出血。

5. 脑细胞代谢激活药

胞磷胆碱为核苷衍生物，能增强与意识有关的脑干网状结构功能，促进脑细胞代谢，提高大脑血流量和耗氧功能；还有降低肺表面张力的作用。

三、胎粪吸入综合征

胎粪吸入综合征（meconium aspiration syndrome，MAS），又称胎粪吸入性肺炎（MAP），是指胎儿在宫内或产时吸入混有胎粪的羊水，导致呼吸道和肺泡机械性阻塞和化学性炎症，生后出现以呼吸窘迫为主，同时伴有其他脏器受损的一组综合征，多见于足月儿或过期产儿。

(一) 诊断要点

1. 病史

羊水中混有胎粪是诊断 MAS 的先决条件，胎儿常有宫内窘迫、窒息史及其他高危因素。

2. 临床表现

生后不久出现呼吸窘迫，胸部隆起，肺部出现湿啰音、粗糙的支气管音或呼气延长，常有混合性酸中毒或有新生儿持续性肺动脉高压（PPHN）。

3. X 线检查

轻者肺纹理加重，点片状影。中重度者呈典型的多样型改变，肺容量增加，可见斑片状或粗大的结节状影，间以过度透亮区，还可见小叶或节段型肺不张及气漏。

(二) 治疗原则

1. 预防为主

常规产科吸引。

2. 经气管插管吸净胎粪

对病情较重且生后数小时内的 MAS 患儿，均应用常规气管插管吸净胎粪。注意体位引流。

3. 对症治疗

①氧疗，必要时机械通气，但应防止气胸；②纠正酸中毒，在保持气道通畅和提供氧疗的条件下，剩余碱（BE）负值 >6 时，需应用碱性药；③维持正常循环；④限制液体入量；⑤对有继发细菌感染者，可应用抗生素；⑥保温、镇静及营养支持。

4. PPHN 治疗

①病因治疗；②碱化血液，应用快频率（>60/min）机械通气；③试用血管扩张药、磷酸二酯酶抑制药，可选择性扩张肺血管；④一氧化氮吸入。

（三）药物选择及作用机制

1. 纠正酸中毒药物

碳酸氢钠可使血浆内 HCO_2 浓度升高，中和氢离子，从而纠正酸中毒。

2. 抗休克药物

（1）多巴胺是交感神经系统神经递质的生物合成前体，也是中枢神经递质之一。它能通过刺激交感神经系统的肾上腺素受体和位于肾脏、肠系膜、冠状动脉和脑动脉的多巴胺受体而产生作用，其效应具有剂量依赖性。中剂量每分钟 $2 \sim 10 \mu/G/kg$，可直接刺激 β 受体并间接促进去甲肾上腺素从储存部位释放，对心肌产生正应力，增强心肌收缩力，最终增加心输出量、收缩压、脉压、舒张压、总外周阻力，增大冠状动脉血流量和心肌耗氧量。

（2）血容量扩充药：人血白蛋白能增加循环血容量和维持血浆胶体渗透压，也可用于脑水肿及大脑损伤所致的颅压升高以及营养支持。

四、新生儿呼吸窘迫综合征

新生儿呼吸窘迫综合征（respiratory distress syndrome，RDS），又称肺透明膜病（HMD）。由于缺乏肺表面活性物质（PS），呼气末肺泡萎陷，致使生后不久的婴儿出现进行性加重的呼吸窘迫和呼吸衰竭。主要见于早产儿，胎龄越小，发病率越高。

(一) 诊断要点

1. 有高危病史

如早产及有糖尿病母亲病史等。

2. 临床表现

出生时多正常，生后 2～6h 出现进行性呼吸困难，表现为呼吸急促、发绀、鼻扇、明显的呼气呻吟，查体呼吸音减低，有时可闻及细湿啰音。

3. 辅助检查

(1) X 线检查

出现弥漫性网状颗粒状阴影及支气管充气征，根据其严重程度可分为以下 4 度。一度为网状颗粒状阴影；二度是在一度的基础上出现支气管充气征；三度，心影已模糊不清；四度为白肺。

(2) 血气分析

血 pH 降低，动脉血氧分压（PaO_2）降低，动脉血二氧化碳分压（$PaCO_2$）升高，HCO_2 降低。

(二) 治疗原则

1. 一般治疗

①保温：保持皮肤温度在 36.5℃；②监测生命体征和血气；③保证液体和营养供应；④纠正酸中毒；⑤关闭动脉导管，对于早产儿可试用吲哚美辛。

2. 氧疗和辅助通气

较轻者多采用持续气道正压通气（CPAP）。

3. 外源性表面活性物质替代疗法

应用指征：①已确诊的 RDS（治疗）；②胎龄 24～31 周有 RDS 危险的早产儿（预防）。

(三) 药物选择及作用机制

1. 纠正酸中毒药物

碳酸氢钠可使血浆内 HCO_2 浓度升高，中和氢离子，从而纠正酸中毒。

2. 关闭动脉导管的药物

吲哚美辛、布洛芬为非甾体抗炎药，是前列腺素合成酶抑制药，可通过对环氧化酶的抑制而减少前列腺素 E 的合成。前列腺素 E 是胎儿及生后初期的婴儿维持动脉导管开放的重要物质，应用吲哚美辛、布洛芬有助于动脉导管闭合。

3. 肺表面活性物质制剂

泊拉坦是由猪的肺表面活性物质制得，进入气道下部后，均匀分布在肺泡的气液界面上，发挥内源性肺表面活性物质的作用，能降低肺泡表面张力，保持呼气末肺泡扩张而不致塌陷，降低了呼吸窘迫综合征的病死率，减少了肺部并发症的发生。

五、新生儿肺出血

新生儿肺出血（neonatal pulmonary hemorrhage）是指肺部累积两个肺叶以上的出血，肺出血常发生在多种严重原发病的晚期或为临终前的表现之一。

(一) 诊断要点

1. 病史

有窒息、感染、寒冷损伤、先天性心脏病、弥散性血管内凝血（DIC）、氧中毒、早产等易发因素。

2. 临床表现

生后 2～4d 内发病，原发病突然加重，面色苍白，发绀，休克，肺部细湿啰音增加，口鼻流出或从气管插管吸出血性泡沫样分泌物，或鲜血喷出。

3. X 线检查

出现双肺网状或模糊片状影，严重者普遍密度增高或呈白肺，心脏增大。

(二) 治疗原则

（1）正压呼吸应尽早应用，较高峰压及终末压，较快的呼吸频率，约 1h 后病情好转渐下调。

（2）止血药物可给予肾上腺素、凝血酶交替气管内滴入及凝血酶肌内注射。

（3）纠正酸中毒及低血容量，输新鲜血。

（4）原发病的治疗。

(三) 药物选择及作用机制

1. 止血药物

（1）α、β 肾上腺素受体激动药：肾上腺素兼有 α 受体和 β 受体激动作用。α 受体激动引起皮肤、黏膜、内脏血管收缩，有止血作用。

（2）凝血酶是从巴西蝮蛇的毒液中分离、精制而得的一种酶类止血药物，不含神经毒素及其他毒素。具有类凝血酶样作用，能促进血管破损部位的血小板聚集，并释放一系列凝血因子及血小板因子Ⅲ，使凝血因子Ⅰ降解生成纤维蛋白Ⅰ单体，进而交联聚合成难溶性纤维蛋白，促使出血部位的血栓形成和止血。

（3）酚磺乙胺可影响某些凝血因子，促进或恢复凝血过程而止血。

2. 纠正酸中毒药物

碳酸氢钠可使血浆内 HCO_3 浓度升高，中和氢离子，从而纠正酸中毒。

六、新生儿出血病

新生儿出血病（hemorrhagic disease of the newborn，HDN），又称为新生儿自然出血症，是由于维生素 K 缺乏，使凝血因子（Ⅱ、Ⅵ、Ⅸ、Ⅹ）合成不足及活性降低所致的一种自限性出血性疾病。

(一) 诊断要点

1. 临床表现

根据发病时间分为 3 型。

（1）早发型：生后 24h 之内发病，多与母亲产前服用干扰维生素 K_1 代谢的药物有关。轻重程度不一，轻者仅有皮肤少量出血或脐残端渗血；出血严重者可表现为皮肤、消化道、头颅等多部位、多器官出血，其中颅内出血常是致命的。

（2）经典型：生后第 2 ~ 5 天发病，早产儿可迟至生后 2 周发病。多见于生后未及时应用维生素 K 及早产、缺氧患儿。多表现为胃肠道出血，而一般情况好，出血呈自限性。

（3）晚发型：生后 1 ~ 3 个月发病，多见于纯母乳喂养、慢性腹泻、营养不良、长期接受全静脉营养者。几乎均有颅内出血，死亡率高，幸存者遗留神经系统后遗症。

2. 辅助检查

①血常规见正细胞正色素性贫血，血小板计数正常；②凝血酶原时间和部分凝血活酶时间均延长；③怀疑颅内出血，可行头颅 B 超及 CT 检查明确出血部位。

（二）治疗原则

1. 一般治疗

消化道出血者暂禁食，予以肠道外营养。

2. 补充凝血因子

维生素 K_1、凝血酶原复合物或输新鲜或冰冻血浆。

3. 对症治疗

止血、输血。

（三）药物选择及作用机制

止血药物可加速血液凝固或降低毛细血管通透性，促使出血停止。

（1）维生素 K_1 等可影响某些凝血因子，促进或恢复凝血过程而止血。

（2）凝血酶是一种由凝血酶前体（血浆中的必要成分）形成的蛋白质水解酶，催化纤维蛋白原变成纤维蛋白而促使血液凝固。用于毛细血管出血的局部止血以及外科手术后组织愈合。

（3）凝血酶原复合物（Thrombogen）由健康人新鲜血浆分离提取，为含凝血因子 Ⅱ、Ⅶ、Ⅸ、Ⅹ 及少量其他血浆蛋白的混合制剂。本品 200u 所含凝血因子相当于 200ml 血浆中所含的量。本品浓缩剂静脉注射后 10 ~ 30 分钟达血药峰浓度。

七、新生儿颅内出血

颅内出血（intracranial hemorrhage，ICH）是新生儿常见的一种脑损伤，常因围生期缺氧或产伤而引起，<1500g 极低出生体重儿发生率较高。

(一) 诊断要点

1. 病史

多有窒息或产伤史，足月儿常由于产伤引起，早产儿常由于缺氧引起。

2. 神经系统表现

常见的症状与体征和出血部位及出血量有关。①神志改变：激惹、嗜睡或昏迷等。②呼吸节律改变或暂停。③颅内压增高：前囟隆起、惊厥、角弓反张、脑性尖叫等。④眼征：凝视、斜视、眼球上转困难、眼球震颤等。⑤瞳孔对光反应消失。⑥肌张力改变。⑦其他：不明原因的苍白、贫血和黄疸。

3. 实验室检查

脑室内出血或蛛网膜下腔出血时，腰穿为血性脑脊液。幕上硬膜下出血做前囟硬膜下穿刺可见血性液体。头颅 CT 与 B 超可早期确诊出血部位及程度。

(二) 治疗原则

1. 一般治疗

保持患儿安静，尽可能避免搬动、刺激性操作，维持血气、渗透压及灌注压正常。

2. 对症治疗

止血、控制惊厥、降低颅内压、治疗脑积水。必要时酌情行硬膜下穿刺或腰穿放血治疗。

(三) 治疗脑积水的药物

低效利尿药乙酰唑胺为碳酸酐酶抑制药，属磺胺衍生物。其可抑制中枢神经细胞碳酸酐酶的作用，减少脑脊液的产生。

八、新生儿坏死性小肠结肠炎

新生儿坏死性小肠结肠炎（neonatal necrotizing enterocolitis，NEC）是新生儿胃肠道的严重疾患。多见于早产儿，以腹胀、呕吐和便血为主要临床表现。

(一) 诊断要点

1. 病史

早产儿和小于胎龄儿多见。可有窒息、感染、红细胞增多症、先天性心脏病、脐动脉插管等病史。

2. 临床表现

(1) 胃肠道表现：胃潴留、呕吐、肉眼血便、腹胀及肠鸣音消失。

(2) 全身中毒表现：如体温不稳、面色苍白、呼吸不规则和心动过缓等。

3. 辅助检查

(1) 腹部 X 片表现：肠梗阻、肠壁囊样积气、门静脉充气征。

(2) 其他：重者血白细胞和血小板减少，血气显示酸中毒，合并弥散性血管内凝血（DIC）时，凝血功能异常。

(二) 治疗原则

1. 禁食

禁食期间需进行胃肠减压，予以静脉营养，待临床情况好转，腹胀消失，大便隐血转阴后可逐渐恢复饮食。

2. 抗感染

根据细菌培养及药敏试验选择抗生素。疗程：疑似患儿 3d，确诊病例 7~10d，重症者 14d 或更长。

3. 对症治疗

有凝血机制障碍时可输新鲜冰冻血浆。出现休克时给予抗休克治疗。

4. 外科治疗

明显腹膜炎时可考虑手术，肠穿孔时应立即手术治疗。

（三）药物选择及作用机制

1. 抗菌药物

（1）青霉素类抗生素：本类药物通过抑制细菌细胞壁合成而发挥杀菌作用，可使细菌迅速成为球状体而溶解、破裂。氨苄西林、哌拉西林均为广谱抗生素，其中氨苄西林对肺炎链球菌、溶血性链球菌、不产青霉素酶葡萄球菌、大肠埃希菌、奇异变形杆菌、沙门菌属、流感嗜血杆菌等均具有良好的抗菌活性，为肠球菌感染的首选用药；哌拉西林对铜绿假单胞菌、大肠埃希菌、变形杆菌属、淋球菌（不产酶菌株）、肠球菌等均有较好的抗菌作用。

（2）头孢菌素类抗生素：本类药物属于 β - 内酰胺类抗生素，抗菌机制同青霉素类。其中第三代头孢菌素对革兰阳性菌的作用不及第一代和第二代头孢菌素，但对肺炎链球菌（包括青霉素耐药菌株）、化脓性链球菌及其他链球菌属有良好的作用；对大肠埃希菌、肺炎克雷伯菌、奇异变形菌等革兰阴性杆菌具有强大的抗菌作用；对沙雷菌属、肠杆菌属、不动杆菌属及假单胞菌属的作用，则不同品种间差异较大。常用品种有头孢曲松、头孢噻肟等。

（3）抗厌氧菌药物：甲硝唑为硝基咪唑衍生物，其可能抑制细菌脱氧核糖核酸的合成，干扰细菌的生长、繁殖，最终导致细菌死亡。其杀菌浓度稍高于抑菌浓度，抗菌谱包括脆弱拟杆菌和其他拟杆菌、梭形杆菌、产气梭状芽孢杆菌、消化球菌和消化链球菌等。用于各种厌氧菌感染及艰难梭菌引起的抗生素相关肠炎等。

2. 营养支持药物

（1）小儿氨基酸注射液：含有较高浓度的小儿必需氨基酸，其中有组氨酸、酪氨酸、半胱氨酸等，为机体提供必需氨基酸。

（2）脂肪乳注射液：含有注射用大豆油和注射用卵磷脂，其中大约60%的脂肪酸是必需脂肪酸，其粒径大小和生物特性与天然乳糜微粒相似，为机体提供能量和必需脂肪酸。

（3）维生素：①水溶性维生素注射液用以补充每日各种水溶性维生素的生理需要，使机体各有关生化反应能正常进行。②复方脂溶性维生素（I）用以满足儿童每日对脂溶性维生素 A、维生素 D_2、维生素 E、维生素 K_1 的生理需要。

九、新生儿败血症

新生儿败血症（neonatal septicemia）是指病原体侵入新生儿血液循环，并在其中生长、繁殖、产生毒素而引起全身症状，可致感染性休克及多脏器功能不全综合征。其病原菌主要为葡萄球菌、大肠埃希菌、肠链球菌及 B 族溶血性链球菌。

(一)诊断要点

1. 临床表现

早期无特异性，表现为反应差、嗜睡、发热或体温不升、不吃、不哭、体重不增等症状。典型表现：①黄疸迅速加重或退而复现；②肝、脾大；③出血倾向，甚至消化道出血、肺出血；④休克及硬肿症；⑤其他：呕吐、腹胀、中毒性肠麻痹、呼吸窘迫或暂停、青紫。

2. 辅助检查

（1）外周血象：白细胞总数 $<5 \times 10^9$/L 或 $>20 \times 10^9$/L、中性粒细胞杆状核细胞所占比例 ≥ 20%、出现中毒颗粒或空泡、血小板减低。

（2）血、尿及脑脊液细菌培养。

（3）降钙素原、C 反应蛋白均明显升高。鲎试验阳性提示有革兰阴性细菌感染。

(二)治疗原则

1. 支持疗法

注意保温，供给足够的热量和液体，维持血糖和血电解质在正常水平。

2. 抗感染治疗

应尽早静脉给予抗生素。在病原未明确前可选用针对葡萄球菌的耐酶青霉素类和大肠埃希菌的第二、三代头孢菌素。疗程一般不少于 14d。若由铜绿假单胞菌、耐甲氧西林葡萄球菌、真菌等引起，疗程需适当延长。

3. 对症治疗

①静脉注射人免疫球蛋白；②高胆红素血症可给予光照疗法或换血疗法；③中性粒细胞明显减少者可用粒细胞集落刺激因子。

（三）药物选择及作用机制

1. 抗菌药物

（1）青霉素类抗生素：青霉素对肺炎链球菌、链球菌、敏感的葡萄球菌、革兰阴性球菌（脑膜炎球菌、淋球菌）的抗菌作用较强；氨苄西林、哌拉西林、羧苄西林为半合成广谱抗生素，对革兰阳性球菌、流感嗜血杆菌、铜绿假单胞菌、大肠埃希菌、变形杆菌等抗菌作用强；苯唑西林、氯唑西林是半合成耐青霉素酶的抗生素，对产青霉素酶耐药金黄色葡萄球菌抗菌作用强。

（2）头孢菌素类抗生素：①第二代头孢菌素对革兰阳性球菌的活性与第一代头孢菌素相仿或略差，但对大肠埃希菌、肺炎克雷伯菌、奇异变形菌等革兰阴性杆菌作用增强，尤其对革兰阴性杆菌所产 β - 内酰胺酶的稳定性较第一代头孢菌素强。常用品种有头孢呋辛。②第三代头孢菌素对革兰阳性菌的作用不及第一代和第二代头孢菌素，对金黄色葡萄球菌、链球菌属、肺炎链球菌、嗜血杆菌属、大肠埃希菌等作用强。常用药物有头孢曲松、头孢噻肟、头孢他啶。

（3）大环内酯类抗生素：主要作用于细菌、细胞核糖体50S亚单位，阻碍细菌蛋白质的合成，属于生长期抑菌剂。本类药物对葡萄球菌、化脓性和草绿色链球菌、肺炎链球菌、淋球菌、军团菌、衣原体、支原体、厌氧菌等具有良好的抗菌作用，在组织和体液中的分布广泛。常用的药物有红霉素、阿奇霉素。

（4）糖肽类抗生素：有万古霉素和去甲万古霉素，对各种革兰阳性球菌与杆菌均有强大的抗菌作用，耐甲氧西林金黄色葡萄球菌（MRSA）、耐甲氧西林表皮葡萄球菌（MRSE）、肠球菌及耐青霉素的肺炎链球菌对该类药物非常敏感。适用于耐药革兰阳性菌所致的严重感染，特别是 MRSA 或甲氧西林耐药凝固酶阴性葡萄球菌（MRCNS）、肠球菌属及耐青霉素肺炎链球菌所致的感染，也可用于对青霉素类过敏者的严重革兰阳性菌感染。

（5）碳青霉烯类抗菌药物：有亚胺培南，该类药物抗菌谱极广，抗菌活性极强。对革兰阳性菌、革兰阴性菌、厌氧菌、需氧菌、多重耐药菌及产 β - 内酰胺酶的细菌均有抗菌作用。适用于严重的革兰阴性菌感染、混合感染、耐药菌感染和免疫缺陷者感染，也是对产超广谱 β 内酰胺酶（ESBLs）

和 AmpC 酶菌株感染疗效最佳。

（6）抗真菌药物：①氟康唑是吡咯类广谱抗真菌药，通过抑制真菌细胞膜麦角固醇的生物合成，损伤真菌细胞膜并改变其通透性，使重要的细胞内物质外漏，对白色念珠菌可抑制其从芽胞转变为具侵袭性菌丝的过程。②两性霉素 B 为多烯类抗真菌药物，可与敏感真菌细胞膜上的固醇结合，损伤细胞膜的通透性，导致细胞内重要物质如钾离子、核苷酸和氨基酸等外漏，破坏细胞的正常代谢，从而抑制其生长。本品几乎对所有真菌均有抗菌活性，主要对新型隐球菌、皮炎芽生菌、组织胞浆菌、球孢子菌属、念珠菌属等有效。常用治疗量所达到的药物浓度对真菌仅具抑菌作用。

2. 免疫增强药

本类药物能增强机体的非特异和特异性免疫功能，使低下的免疫功能恢复正常。例如人免疫球蛋白，含有广谱抗病毒、细菌或其他病原体的 IgG 抗体，具有免疫替代和免疫调节的双重治疗作用。经静脉输注后，能迅速提高血液中的 IgG 水平，增强机体的抗感染能力和免疫调节功能。

3. 升白细胞药物

非格司亭为利用基因重组技术生产的人粒细胞集落刺激因子（rhG-CSF）。rhG-CSF 是调节骨髓中粒系造血的主要细胞因子之一，选择性作用于粒系造血祖细胞，促进其增殖、分化，并可增加粒系终末分化细胞的功能。

十、新生儿休克

新生儿休克（neonatal shock）是一种急性循环功能不全综合征，由多种原因引起，致组织细胞的灌流不足，氧供减少，代谢紊乱，甚至发展成器官功能衰竭。根据病因分为低血容量休克、感染性休克及心源性休克。

(一) 诊断要点

1. 病史

有引起休克的基础疾病。

2. 临床表现

早期患儿出现皮肤颜色苍白，肢端凉，皮肤毛细血管再充盈时间延长；中期血压下降，伴脏器功能不全表现；晚期出现多器官功能衰竭。

3. 实验室和其他检查

①动脉血气分析：表现为代谢性酸中毒。早期有代偿性呼吸性碱中毒，当发生肺水肿、急性呼吸窘迫综合征时动脉血二氧化碳分压（$PaCO_2$）升高。②血常规和血生化检查异常。③中心静脉压（CVP）测定：有助于心功能不全或低血容量休克的鉴别。④X 线胸片、心电图及超声心动图等查找病因。

(二) 治疗原则

1. 一般治疗

密切观察生命体征，监测血气、血电解质及末梢循环情况。治疗原发病。

2. 抗休克治疗

①扩容：低血容量性休克或感染性休克时需首先扩容。先静脉快速滴注等渗晶体液 10ml/kg（30min 左右滴完），继之，可再以同样速度给 5% 人血白蛋白或血浆 10ml/kg，若失血者血红蛋白明显降低则输全血。应保持 CVP ≥ 0.67kPa。②应用血管活性药物。③必要时加用抗凝治疗。

3. 对症治疗

①纠正酸中毒。②保持气道通畅并供氧，必要时机械通气。

(三) 药物选择及作用机制

1. 抗休克药物

（1）多巴酚丁胺为选择性 β_1 肾上腺素受体激动药，对心肌有正性肌力和较弱的正性频率作用，增强心肌收缩力，增加心排血量，降低肺毛细血管楔压。

（2）抗胆碱药：山莨菪碱为阻断 M 胆碱受体的抗胆碱药，可使平滑肌明显松弛，并能解除血管痉挛（尤其是微血管）。

（3）血容量扩充剂：人血白蛋白能增加循环血容量和维持血浆胶体渗透压，也可用于脑水肿及大脑损伤所致的颅压升高，以及营养支持。

3. 抗凝药物

肝素具有带强负电荷的理化特性，能干扰血凝过程的许多环节，在体内、外都有抗凝血作用。休克患儿常有血凝状态紊乱，存在以高凝为主的早期弥散性血管内凝血（DIC），宜用小剂量肝素。

十一、新生儿溶血病

新生儿溶血病（hemolytic disease of newborn，HDN）系指母子血型不合引起的同族免疫性溶血。

（一）诊断要点

1. 病史

存在母子血型不合。ABO 溶血病主要发生在母亲 O 型而胎儿 A 型或 B 型，第一胎可发病；Rh 溶血病一般发生在母亲 Rh 阴性，于第二胎及以后发病。

2. 临床表现

①黄疸：多数 ABO 溶血病的黄疸在生后第 2~3 天出现，而 Rh 溶血病一般在 24h 内出现，并迅速加重。②贫血。③肝、脾大。

3. 辅助检查

①血型检查：检查母子 ABO 和 Rh 血型。②血常规显示贫血，血总胆红素测定以未结合胆红素增高为主。③致敏红细胞和血型抗体测定：改良 Coomb 试验、抗体释放试验、游离抗体试验阳性。

（二）治疗原则

1. 产前治疗

①血浆置换：适用于 Rh 血抗体效价明显增高，但又不宜提前分娩的孕妇。②宫内输血：用于胎儿水肿或胎儿血红蛋白（Hb）<80g/L，以纠正贫血。③酶诱导药。④提前分娩。

2. 新生儿治疗

（1）光照疗法：简单而有效。可出现发热、腹泻和皮疹。如遇青铜症应停止光疗。光疗时应适当补充维生素 B_2、水分及钙剂。

（2）药物治疗：①人血白蛋白或血浆；②纠正代谢性酸中毒；③肝酶诱导药；④静脉用人免疫球蛋白。

（3）换血疗法：①产前已明确诊断，出生时脐血总胆红素 >68μmol/L

（4mg/dl），Hb<120g/L，伴水肿、肝脾大和心力衰竭者；②生后12h内胆红素每小时上升>12μmol/L（0.7mg/dl）者；③总胆红素已达到342μmol/L（20mg/dl）者；④不论血清胆红素水平高低，已有胆红素脑病的早期表现者。早产儿、合并缺氧和酸中毒者或上一胎溶血严重者，应适当放宽指征。

（三）药物选择及作用机制

1.减少游离胆红素的药物

（1）人血白蛋白：能增加循环血容量和维持血浆胶体渗透压；组织蛋白和血浆蛋白可互相转化，在氮代谢障碍时，白蛋白可作为氮源为组织提供营养。还可以增加与胆红素的联结，减少胆红素脑病的发生。

（2）纠正酸中毒药物：碳酸氢钠可使血浆内碳酸根浓度升高，中和氢离子，从而纠正酸中毒，以利于未结合胆红素与白蛋白的联结。

（3）肝酶诱导药：苯巴比妥能增加肝摄取未结合胆红素的能力。

2.免疫增强药

人免疫球蛋白能增强机体的非特异和特异性免疫功能，使低下的免疫功能恢复正常，其中含有广谱抗病毒、细菌或其他病原体的IgG抗体，具有免疫替代和免疫调节的双重治疗作用。经静脉输注后，能迅速提高血液中的IgG水平，增强机体的抗感染能力和免疫调节功能。还可阻断单核巨噬细胞系统Fc受体，抑制吞噬细胞破坏致敏红细胞。

十二、新生儿破伤风

新生儿破伤风（neonatal tetanus）是指破伤风梭状杆菌侵入脐部并产生痉挛毒素而引起以牙关紧闭和全身肌肉强直性痉挛为特征的急性感染性疾病。

（一）诊断要点

1.出生史

可有不恰当的分娩史，如旧法接生。

2.临床表现

多于生后4~7d内发病，早期症状为哭闹、口张不大、吃奶困难，随后发展为牙关紧闭、面肌紧张，呈"苦笑"面容，伴有阵发性全身强直，呈角弓反张状，但神志清楚。任何轻微刺激即可诱发痉挛发作。重者青紫、窒息。

（二）治疗原则

1. 护理

将患儿置于安静、避光的环境，尽量减少刺激。痉挛期应暂禁食，可予静脉营养或胃管喂养。脐部用3%过氧化氢清洗，涂抹碘酊、乙醇。

2. 破伤风抗毒素

越早用越好。也可用破伤风免疫球蛋白。

3. 控制痉挛

可用苯巴比妥。

4. 抗生素治疗

青霉素或头孢菌素、甲硝唑静脉滴注7~10d。

（三）药物选择及作用机制

1. 破伤风抗毒素

（1）破伤风抗毒素含特异性抗体，具有中和破伤风毒素的作用，可用于破伤风梭菌感染的预防和治疗。

（2）人破伤风免疫球蛋白含高效价的破伤风抗体，能中和破伤风毒素，从而起到预防和治疗破伤风梭菌感染的作用。适用于对破伤风抗毒素（TAT）有过敏反应者。

2. 抗菌药物

（1）青霉素类：是一类重要的 β-内酰胺类抗生素，能与细菌细胞膜上的青霉素结合蛋白结合而妨碍细菌细胞壁黏肽的合成，使之不能交联而造成细胞壁的缺损，致使细菌细胞破裂而死亡，属于繁殖期杀菌药。青霉素对革兰阳性球菌（链球菌、肺炎球菌、敏感的葡萄球菌）及革兰阳性杆菌（白喉杆菌、破伤风梭状芽孢杆菌等）的抗菌作用较强。

（2）第一代头孢菌素：属于 β-内酰胺类抗生素，抗菌机制同青霉素类。本类药物抗菌谱广，除肠球菌属、耐甲氧西林葡萄球菌属外，对肺炎链球菌、溶血性链球菌、白喉杆菌、破伤风梭状芽孢杆菌等具有良好的抗菌活性。主要药物有头孢唑林、头孢硫脒等。

十三、新生儿宫内感染

新生儿宫内感染指新生儿在出生前（宫内）获得的感染，是新生儿常见疾病之一，包括巨细胞病毒感染、风疹病毒感染、微小病毒 B19 感染、单纯疱疹病毒感染、弓形虫感染、先天性梅毒、衣原体感染、人类免疫缺陷病毒感染等。

(一) 诊断要点

1. 临床表现

（1）巨细胞病毒感染：表现为小于胎龄儿皮肤紫癜、黄疸、肝脾大、头围小、脑部钙化、脉络膜视网膜炎、智力低下、耳聋、脑瘫等。

（2）先天性风疹综合征：包括白内障、小眼球、青光眼、脉络膜视网膜炎、感音性聋、先天性心脏病等。

（3）微小病毒 B19 感染：主要表现为贫血、胎儿水肿，少数有心肌炎、胸膜炎及肝炎。

（4）单纯疱疹病毒感染：主要表现为皮疹、脉络膜视网膜炎、小头畸形或积水性无脑畸形。

（5）人类免疫缺陷病毒感染：出生时可无症状或表现为难治性鹅口疮、淋巴结及肝脾大。以后可表现机会性感染、反复细菌性感染、体重不增、小头畸形、智力运动发育落后、淋巴细胞性间质肺炎、皮疹、慢性腹泻、血小板减少等。

（6）弓形虫感染：主要表现为脑积水、脑部钙化、脑炎、脉络膜视网膜炎、黄疸、肝炎、肺炎、心肌炎及肌炎、感音性聋。

（7）先天性梅毒感染：早期可表现为早产儿或小于胎龄儿，鼻炎、皮肤斑疹、疱疹、掌（趾）大疱、脱皮及脱屑，肝脾大、贫血、血小板减少、骨损害等。

（8）衣原体感染：以结膜炎、肺炎最常见，其他包括中耳炎、鼻咽炎及女婴阴道炎。

2. 辅助检查

①病原分离，抗原、抗体或特异性 DNA 检测；②眼、耳、皮肤科检查；③影像学检查。

(二) 治疗原则

(1) 抗感染治疗，针对病原体选择药物。

(2) 对症支持治疗。

(二) 药物选择及作用机制

1. 抗病毒药物

阿昔洛韦在体内转化为三磷酸化合物，干扰病毒 DNA 聚合酶的作用，抑制病毒 DNA 的复制。对巨细胞病毒、人类疱疹病毒、单纯性疱疹病毒、水痘带状疱疹病毒等具有抑制作用。

2. 抗菌药物

(1) 青霉素类抗生素：青霉素对革兰阳性球菌 (链球菌、肺炎球菌、敏感的葡萄球菌)、革兰阳性杆菌 (白喉杆菌、破伤风梭状芽孢杆菌等) 及梅毒螺旋体的抗菌作用较强。

(2) 大环内酯类抗生素：作用于细菌 50S 核糖体亚单位，通过阻断转肽作用和 mRNA 位移而抑制细菌蛋白质的合成，为快速抑菌药。大环内酯类抗生素的抗菌谱和抗菌活性基本相似，对葡萄球菌属 (耐甲氧西林菌株除外)、各组链球菌和革兰阳性杆菌均具抗菌活性。对肺炎支原体、衣原体、军团菌属、梅毒螺旋体、钩端螺旋体、胎儿弯曲菌也有抑制作用。常用药物有红霉素、阿奇霉素。

(3) 治疗弓形虫感染的药物：①磺胺嘧啶在结构上类似对氨基苯甲酸 (PABA)，可与 PABA 竞争性作用于细菌体内的二氢叶酸合成酶，从而阻止 PABA 作为原料合成细菌所需的叶酸，减少了具有代谢活性的四氢叶酸的量，而后者则是细菌合成嘌呤、胸腺嘧啶核苷和脱氧核糖核酸 (DNA) 的必需物质，因此抑制了细菌的生长繁殖。②乙胺嘧啶是二氢叶酸还原酶抑制药，使二氢叶酸不能还原为四氢叶酸，进而影响嘌呤及嘧啶核苷酸的生物合成，使核酸合成减少。两者合用可提高治疗效果，用于弓形虫感染的治疗。

第三节　免疫及变态反应的诊治与合理用药

一、原发性免疫缺陷病

免疫缺陷病（immunodeficiency disease，ID）是指因免疫活性细胞（如淋巴细胞、吞噬细胞）和免疫活性分子（可溶性因子如白细胞介素、补体蛋白质和细胞膜表面分子）发生缺陷引起的免疫反应缺如或降低，导致机体抗感染免疫功能低下的一组临床综合征。先天性因素（基因突变或缺失）所致者称为原发性免疫缺陷病（primary immunodeficiency disease，PID）。出生后环境因素或其他原发疾病所致的免疫缺陷，称为继发性免疫缺陷病（secondary immunodeficiency disease，SID）或免疫功能低下。

（一）诊断要点

1. 既往史和家族史

①脐带延迟脱落是黏附分子缺陷的重要线索；②严重的麻疹或水痘病程提示细胞免疫缺陷；③可能有移植物抗宿主反应和预防注射引起严重反应史；④家族中有可疑 PID 病儿，则应进行家谱调查。家族中常有哮喘、湿疹、自身免疫性疾病和肿瘤病人。

2. 症状

原发性免疫缺陷病的临床表现由于病因不同而极为复杂，但其共同表现为反复感染、易患肿瘤和自身免疫性疾病。

（1）反复和慢性感染：①感染部位。以呼吸道最常见，如复发性或慢性中耳炎、鼻窦炎、结膜炎、支气管炎或肺炎，还有胃肠道、皮肤甚至全身性感染。②感染病原体。抗体缺陷时易发生化脓性感染；T 细胞缺陷时易发生病毒、结核杆菌和沙门菌属等细胞内病原体感染。此外，也易发生真菌和原虫感染；补体成分缺陷易发生奈瑟菌属感染；中性粒细胞功能缺陷时的病原体常为金黄色葡萄球菌，常呈机会感染。③感染过程。常反复发作或迁延不愈，治疗效果欠佳，尤其是抑菌药疗效更差，必须使用杀菌药。

（2）自身免疫性疾病和淋巴瘤：①随年龄增长易发生肿瘤，尤其是淋巴系统肿瘤；②伴发的自身免疫性疾病包括溶血性贫血、血小板减少性紫癜、系统性血管炎、系统性红斑狼疮、皮肌炎、免疫复合物性肾炎、胰岛素依赖型糖尿病、免疫性甲状腺炎和关节炎等。

3. 体征

①B 细胞缺陷者的周围淋巴组织如扁桃体和淋巴结变小或缺如，X-连锁淋巴组织增生症则出现全身淋巴结肿大；②反复感染可致肝、脾大；③皮肤疖肿、口腔炎、牙周炎和鹅口疮等感染证据可能存在；④感染严重或反复发作，可出现营养不良、贫血、体重或发育滞后现象。

4. 伴有其他特征的免疫缺陷病

（1）湿疹、血小板减少伴免疫缺陷综合征：①临床表现：婴幼儿期发病。表现为湿疹、反复感染、血小板减少性紫癜。自身免疫性血管炎和淋巴瘤发生率高。②实验室检查。血小板体积小。T 细胞数量显著减少。血清 IgM 下降，IgG 浓度仅轻度降低或正常，而 IgA 及 IgE 可能升高。淋巴细胞 CD43 表达减少或消失。扫描电镜显示淋巴细胞表面呈"光秃样"。③ WASP 基因序列分析可明确诊断。

（2）共济失调毛细血管扩张综合征：①临床表现。以进行性小脑性共济失调和毛细血管扩张为特点，后者以耳垂和球结膜尤为突出。还可表现为反复感染、缺乏第二性征、生长停滞、抗胰岛素性糖尿病等。对放射线敏感，易患恶性肿瘤。②实验室检查。血清甲胎蛋白增高。外周血淋巴细胞和粒细胞减少，红细胞增多。血清 IgG_2、IgG、IgA、IgE 缺乏，抗体反应明显缺乏。T 细胞数量和功能均下降。③定位于人类染色体 11q22-23 的 ATM 基因突变为其病因。

（3）胸腺发育不全又称 DiGeorge 综合征（DGS）：①临床表现。心脏畸形、面部异常、胸腺发育不良、腭裂及低钙血症。部分缺失者仅表现部分症状，称为不全性胸腺发育不全。②实验室检查。不完全 DGS 出生时淋巴细胞数量低，1 岁时基本达到正常范围。可有高 IgG 血症、高抗体反应和自身抗体；完全性 DGS 可残留胸腺组织，但 T 细胞增殖反应缺陷。IgA 缺乏和特异性抗体低下。③影像检查。胸部 X 线提示无胸腺影，可见心脏和大血管异常。④产前诊断。羊水细胞或绒毛膜细胞染色体分析发现 22q11 微缺失可做出产前诊断。

(二) 治疗原则

1. 一般处理

(1) 预防和治疗感染：①若有感染应及时治疗，如果抗菌药物治疗无效，应考虑真菌、分枝杆菌、病毒和原虫感染的可能。有时需长期抗菌药物预防性给药。②接触水痘病人后，应注射水痘—带状疱疹免疫球蛋白（VZIG）或用阿昔洛韦预防。③当 CD4+T 细胞计数 1 岁内婴儿 $<0.015 \times 10^9/L$，$1 \sim 2$ 岁 $<0.0075 \times 10^9/L$，$2 \sim 5$ 岁 $<0.005 \times 10^9/L$，年长儿 $<0.002 \times 10^9/L$，或任何年龄组 CD4+T 细胞 $<25\%$ 总淋巴细胞时应进行卡氏肺孢子虫肺炎的预防。

(2) 预防接种：若患儿尚有一定抗体合成能力，可接种灭活疫苗，如百白破三联疫苗。禁用活疫苗如天花、脊髓灰质炎、麻疹、流行性腮腺炎、风疹和结核等，以防发生疫苗诱导的感染。

(3) T 细胞缺陷患儿不宜输血或新鲜血制品，以防发生移植物抗宿主反应。若必须输血或新鲜血制品时，应先将血液进行放射照射，剂量为 $200 \sim 300Gy$。供血者应做巨细胞病毒（CMV）筛查。

(4) 患儿最好不做扁桃体和淋巴结切除术，脾切除术视为禁忌。

2. 替代治疗

(1) 静脉注射人免疫球蛋白（IVIG）：指征仅限于低 IgG 血症，治疗剂量应个体化，以能控制感染、使患儿症状缓解、获得正常生长发育为尺度。

(2) 血浆及高效价免疫球蛋白：高效价免疫血清球蛋白（SIG）含有高效价特异性抗体，包括水痘—带状疱疹、狂犬病、破伤风和乙肝 SIG，用于预防高危患儿。

(3) 其他替代治疗：①血浆。大剂量静脉滴注时可有唇部针刺感和麻木感，一般并不严重，不必停用。②白细胞输注。仅用于中性粒细胞缺陷病人伴严重感染时，而不作持续常规替代治疗；③细胞因子治疗。胸腺素类、干扰素 γ、粒细胞集落刺激因子、白细胞介素 -2（IL-2）可用于部分疾病治疗。

3. 免疫重建

(1) 干细胞移植：包括骨髓移植和脐血干细胞移植。

(2) 基因治疗：仍处于临床验证阶段。

(三) 药物选择及作用机制

1. 免疫增强药

①人免疫球蛋白含有广谱抗病毒、细菌或其他病原体的 IgG 抗体。经静脉输注后，能迅速提高血液中的 IgG 水平，增强机体的抗感染能力和免疫调节功能。②干扰素 γ 具有较强的免疫调节功能，能增强抗原递呈细胞功能，加快免疫复合物的清除和提高吞噬异物功能，对淋巴细胞具有双向调节功能，提高抗体依赖的细胞毒反应，增强某些免疫活性细胞功能。

2. 磺胺类抗菌药物

复方磺胺甲噁唑是磺胺甲噁唑（SMZ）与甲氧苄啶（TMP）的复方制剂，SMZ 作用于二氢叶酸合成酶，干扰叶酸合成的第一步，TMP 作用于叶酸合成代谢的第二步，选择性抑制二氢叶酸还原酶的作用，二者合用可使细菌的叶酸代谢受到双重阻断。其抗菌谱广，是卡氏肺孢子虫肺炎的治疗首选药及预防用药。

二、风湿性疾病

(一) 风湿热

风湿热（rheumatic fever）是常见的风湿性疾病，是 A 组乙型溶血性链球菌引起的全身性结缔组织病。其好发年龄为 5～15 岁，主要表现为心脏炎症、游走性关节炎、舞蹈病、环形红斑和皮下小结，可反复发作。心脏炎是其最严重的表现，急性期可危及病儿生命，反复发作可致永久性心脏瓣膜病变。

1. 诊断要点

急性风湿热发生前 1～4 周有链球菌咽峡炎史。风湿热多呈急性起病，亦可为隐匿性进程。一般表现有长期不规则低热，还有面色苍白、多汗、疲倦、食欲缺乏、腹痛等。其特征性表现有以下几种。

（1）心脏炎症包括心肌炎、心内膜炎、心包炎。以心肌炎、心内膜炎多见，小儿常发生全心炎。严重心脏炎易遗留慢性心瓣膜病。

①心肌炎。常表现有心率增快、心律失常（以房室传导阻滞多见）、心音

减弱、心脏扩大。

②心内膜炎。二尖瓣最常受累，主动脉瓣次之。急性期表现有杂音，为可逆性，其反复发作可致慢性心瓣膜病。

③心包炎。提示病情严重，常伴有心力衰竭。早期表现有心包摩擦音，重者心前区疼痛、端坐呼吸；查体心尖冲动减弱、心音遥远、肝大、颈静脉怒张；X线透视可见心影呈烧瓶状。

（2）关节炎为游走性。多关节炎，以大关节为主。表现为关节红、肿、热、痛，活动受限。不留畸形。

（3）舞蹈病起病缓慢，多呈自限性，表现为全身或部分肌肉的无目的不自主快速运动，如伸舌歪嘴、挤眉弄眼等，兴奋或注意力集中时加剧，入睡后即消失。

（4）皮肤症状环形红斑和皮下小结，较少见，提示有风湿活动。

2. 治疗原则

早期诊断，合理抗风湿治疗，防止心脏不可逆改变。

（1）卧床休息。无心脏炎者卧床休息至少2周，有心脏炎者卧床休息4周，伴心脏扩大者需6～12周。

（2）清除链球菌感染应用青霉素或红霉素等抗生素，疗程为10～14d。

（3）抗风湿治疗心脏炎时宜早期使用肾上腺皮质激素，常用药物有泼尼松，总疗程为8～12周。无心脏炎的患儿可用阿司匹林，疗程为4～8周。

（4）对症治疗。心力衰竭时应及时给予大剂量静脉注射肾上腺皮质激素，应慎用洋地黄制剂，尽量采用快速制剂，用量偏小。舞蹈病时可用镇静药，较大儿童可用氟哌啶醇，宜逐渐加量。

（5）预防复发。每3～4周肌内注射苄星青霉素120万U，预防注射期限至少5年，最好持续至25岁，有风湿性心脏病者，宜作终身药物预防。对青霉素过敏者可改用红霉素类药物口服，每月口服6～7d，持续时间同前。

3. 药物选择及作用机制

（1）治疗链球菌感染的抗菌药物。

①青霉素类：是一类重要的 β-内酰胺类抗生素。青霉素对革兰阳性球菌（链球菌、肺炎球菌、敏感的葡萄球菌）及革兰阴性球菌（脑膜炎球菌、淋球菌等）的抗菌作用较强。苄星青霉素给药后吸收缓慢，作用时间延长，适

用于预防链球菌感染。

②大环内酯类抗生素：本类药物作用于细菌 50S 核糖体亚单位。本类药物的抗菌谱和抗菌活性基本相似，对多数革兰阳性菌（链球菌）、军团菌属、衣原体属、支原体属、厌氧菌等具有良好抗菌作用。青霉素过敏者，可用红霉素预防和治疗链球菌感染引起的风湿热。

（2）抗风湿药物。

①肾上腺皮质激素：本类药物在药理剂量时具有抗炎、抗病毒、抗免疫、抗休克等作用。常用药物有泼尼松、地塞米松、氢化可的松。

②解热、镇痛抗炎药：本类药物在化学结构上与肾上腺皮质激素不同，亦称为非甾体抗炎药（NSAIDs）。阿司匹林通过抑制前列腺素合成，产生解热、镇痛、抗炎、抗风湿等作用。

（3）镇静药物。

①苯二氮䓬类药物。如地西泮属长效苯二氮䓬类药物，通过刺激上行性网状激活系统内的 γ-氨基丁酸（GABA）受体，提高 GABA 在中枢神经系统的抑制作用，增强脑干网状结构受刺激后的皮质抑制和阻断边缘性觉醒的反应。

②氟哌啶醇是丁酰苯类抗精神病药，可阻断脑内多巴胺受体，抑制多巴胺神经元的效应，并能加快和增强脑内多巴胺的转化，可用于年长儿舞蹈病的治疗。

（二）幼年特发性关节炎

幼年特发性关节炎是儿童时期常见的风湿性疾病，以慢性关节滑膜炎为主要特征，并伴有全身多系统受累，如皮疹、肝脾和淋巴结肿大，以及心脏、眼等病变，是儿童时期引起运动障碍和失明的重要原因。

1. 诊断要点

下述临床表现持续 6 周，在排除其他疾病后，便可做出诊断。

（1）临床表现

可发生于任何年龄，集中于 2～3 岁和 9～12 岁。可分为 3 型。

①全身型：以幼年者为多。a. 弛张型高热。热退后玩要如常。b. 皮疹。呈淡红色斑点或环形红斑，于高热时出现，热退后消失，不留痕迹。c. 关节

痛或一过性关节炎表现。d. 其他。多数有肝、脾及淋巴结肿大，肝功能轻度损害，腹痛。偶有惊厥、行为异常等中枢神经系统症状。

②多关节型：5个或5个以上关节受累。女性多见。先累及大关节，常为对称性，晨僵是其特点；后累及小关节，指（趾）呈梭形肿胀。疾病晚期关节强直变形，运动功能遭受损坏。可有较轻的全身症状，如低热、全身不适等。可分为类风湿因子阳性型和类风湿因子阴性型，前者关节症状较重。

③少关节型：受累关节≤4个。踝、膝等下肢大关节为好发部位，常呈不对称分布。可分为2个亚型。a. 少关节炎Ⅰ型：以幼年女孩多见，病情不重，较少致残。易发生慢性虹膜睫状体炎，后期可致永久性视力障碍。b. 少关节炎Ⅱ型：男孩居多，部分于后期可致骶髂关节炎和肌腱附着处病变。很少有永久性视力损害。

（2）实验室检查

①多有贫血、白细胞增高及核左移；②血沉明显增快；③类风湿因子阳性仅见于多关节型类风湿因子阳性亚型；④X线检查：早期显示关节周围软组织肿胀、骨质疏松、骨膜炎，晚期见到关节面破坏、关节腔变窄。

2. 治疗原则

（1）一般治疗保证患儿适当休息和足够营养。鼓励患儿参加运动，采用医疗体育、理疗等以防止关节强直变形。已有畸形者，可行矫形术。

（2）对症治疗

第一，解热镇痛抗炎药物：需持续服用半年以上或更久。

第二，缓解病情抗风湿药物：应用上述药物效果不明显及关节破坏严重者，可加用羟氯喹、柳氮磺吡啶等。

第三，免疫抑制药：用于病情较重者，可与非甾体抗炎药物一起用。

第四，肾上腺皮质激素：不良反应大，不作为常规给药。口服泼尼松的应用指征如下。①用阿司匹林或其他非甾体类药物不能控制的全身症状（如高热）或合并心包炎和胸膜炎者；②局部使用肾上腺皮质激素治疗虹膜睫状体炎无效者。

3. 药物选择及作用机制

（1）解热、镇痛抗炎药物

本类药物在化学结构上与肾上腺皮质激素不同，亦称为非甾体抗炎药

（NSAIDs）。通过抑制前列腺素合成，减弱前列腺素对缓激肽等致炎物质的增敏作用而产生解热、镇痛、抗炎、抗风湿作用。常用药物有阿司匹林、双氯芬酸、布洛芬、萘普生等。

（2）免疫抑制药

本类药物能抑制与免疫反应有关细胞（T 细胞和 B 细胞）的增殖和功能，对机体的免疫反应具有抑制作用。

①抗寄生虫药物：羟氯喹除具有抗疟作用外，还具有抗炎、免疫调节作用，可用于类风湿关节炎的治疗。

②磺胺类抗菌药物：柳氮磺吡啶口服后在肠道微生物作用下分解成 5-氨基水杨酸和磺胺吡啶，前者具有抗炎和免疫抑制作用，可用于类风湿关节炎的治疗。

③肾上腺皮质激素类药物：本类药物抑制巨噬细胞和其他抗原递呈细胞的功能，减弱它们对抗原的反应，抑制细胞介导的免疫反应和迟发性过敏反应，减少 T 淋巴细胞、单核细胞、嗜酸性细胞的数目，降低免疫球蛋白与细胞表面抗体的结合能力，并抑制白细胞介素的合成与释放，从而降低 T 淋巴细胞向淋巴母细胞转化，并抑制原发免疫反应的扩展，发挥免疫抑制作用。常用药物有泼尼松。

④微生物代谢产物：环孢素为新型的 T 淋巴细胞调节药，能特异性地抑制辅助性 T 淋巴细胞的活性，但不抑制 T 淋巴细胞的活性，反而促进其增殖；亦可抑制 B 淋巴细胞的活性，能选择性地抑制 T 淋巴细胞所分泌的白细胞介素 -2、干扰素 γ，亦能抑制单核巨噬细胞所分泌的白细胞介素 -1；在明显抑制宿主细胞免疫的同时，对体液免疫亦有抑制作用。

⑤青霉胺：是青霉素的代谢产物，具有免疫抑制作用。抗类风湿关节炎的机制可能是其分子中的巯基可促使类风湿因子巨球蛋白的二硫键断裂，使螺旋结构解聚，从而破坏类风湿因子，抑制类风湿关节炎的免疫反应。

⑥抗肿瘤药：甲氨蝶呤是一种抗代谢类的抗肿瘤药，属细胞周期特异性药物，此外，对体液免疫的抑制作用强于细胞免疫，通过抑制细胞增殖以及对组胺等炎性介质的反应，有很强的抗炎作用。

第四章 内分泌常见疾病的诊治与合理用药

第一节 糖尿病的诊治与合理用药

糖尿病（DM）是一组以长期高血糖为主要特征的代谢综合征，由于胰岛素缺乏和胰岛素作用障碍导致以血中葡萄糖水平升高为特征的代谢紊乱疾病群，同时可伴有脂肪、蛋白质、水和电解质等代谢障碍，并可出现多脏器的慢性损害，包括心、脑、肺、肾、骨骼、血管、神经、皮肤、眼、耳、口腔、足等各组织器官。目前糖尿病分为4类：1型糖尿病、2型糖尿病、其他类型糖尿病及妊娠糖尿病。

一、糖尿病的病因及发病机制

(一)1型糖尿病 (T_1DM)

1. 型糖尿病是自身免疫性疾病

T_1DM 在发病前胰岛素分泌功能虽然维持正常，但已经处于免疫反应活动期，血液循环中会出现一组自身抗体：胰岛细胞自身抗体（ICAs）、胰岛素自身抗体（IAA）、谷氨酸脱羧酶自身抗体（GAD）。T_1DM 患者的淋巴细胞上，HLA-Ⅱ类抗原 DR_3、DR，频率显著升高。患者经常与其他自身免疫性内分泌疾病如甲状腺功能亢进、桥本甲状腺炎及艾迪生病同时存在。有自身免疫病家族史，如类风湿关节炎、结缔组织病等家族史。50%~60% 新诊断的 T_1DM 患者外周血细胞中，具有杀伤力的 T 淋巴细胞 CD8+ 数量显著增加。新诊断的 T_1DM 接受免疫抑制剂治疗可短期改善病情，降低血糖。

2. 1型糖尿病的自然病程

（1）第一阶段：具有糖尿病遗传易感性，临床上无异常征象。

（2）第二阶段：遭受病毒感染等侵袭。

（3）第三阶段：出现自身免疫性损伤，ICA 阳性、IAA 阳性、CADs 阳性等，此阶段在葡萄糖的刺激下胰岛素释放正常。

（4）第四阶段：胰岛 β 细胞继续受损，β 细胞数量明显减少，葡萄糖刺激下胰岛素释放减少，葡萄糖耐量试验显示糖耐量减低。

（5）第五阶段：胰岛 β 细胞受损大于 80%，表现为高血糖及尿糖、尿酮体阳性，由于有少部分 β 细胞存活，血浆中仍可测出 C- 肽，如果病变继续发展，β 细胞损失增多，血浆中的 C- 肽很难测出。

（二)2 型糖尿病 (T_2DM）

2 型糖尿病具有明显的遗传异质性，受到多种环境因素的影响，其发病与胰岛素抵抗及胰岛素分泌的相对缺乏有关。

1. 遗传因素

目前认为 2 型糖尿病是一种多基因遗传病。与其相关的基因有胰岛素受体底物 -1（IRS-1）基因、解偶联蛋白 2 基因（UCP_2）、胰高血糖素受体基因、β 肾上腺素受体（AR）基因、葡萄糖转运蛋白基因突变、糖原合成酶（GS）基因等。有遗传易感性的个体并不是都会发生糖尿病，环境因素在 2 型糖尿病的发生发展中起着重要作用，这些环境因素包括肥胖、不合理饮食、缺乏体育锻炼、吸烟、年龄、应激等。

2. 肥胖

近年来有一种"节约基因"假说：生活贫困的人群具有一种良好的本能，就是在贫困和强体力劳动的情况下，当营养充足时，体内的营养物以脂肪方式储存而节约下来，以备在饥荒时应用。当这些人进入现代社会，体力活动减少、热量充足或过剩，节约基因便成为肥胖和 2 型糖尿病的易感基因。

肥胖者的胰岛素调节外周组织对葡萄糖的利用明显降低，周围组织对葡萄糖的氧化、利用障碍、胰岛素对肝糖生成的抑制作用减低，游离脂肪酸（FFA）升高。高水平 FFA 可刺激胰岛 β 细胞过度分泌胰岛素而造成高胰岛素血症，并损害胰岛 β 细胞功能；FFA 可抑制胰岛 β 细胞对葡萄糖刺激的胰岛素分泌；FFA 升高可使胰岛中细胞中脂酰辅酶 A 升高，从而甘油三酯（TG）合成增多；胰岛 β 细胞中脂质的增加可能影响其分泌胰岛素的功能。另外，在人类 $β_3$ 肾上腺素受体（$β_3AR$）活性下降对内脏型肥胖的形成具有重要作用。

　　肥胖者存在明显的高胰岛素血症。高胰岛素血症降低胰岛素与受体的亲和力，从而造成胰岛素作用受阻，引发胰岛素抵抗，也就需要胰岛 β 细胞分泌更多的胰岛素，又引发高胰岛素血症，形成糖代谢紊乱与 β 细胞功能不足的恶性循环，最终导致 β 细胞功能严重缺陷，引发糖尿病。

　　3. 不合理饮食

　　目前认为脂肪摄入过多是 2 型糖尿病的重要环境因素之一。食物中不同类型的脂肪酸对胰岛素抵抗造成不同的影响，饮食中适量减少饱和脂肪酸和脂肪摄入有助于预防糖尿病。

　　食用水溶性纤维可在小肠表面形成高黏性液体，包被糖类，对肠道的消化酶形成屏障，延缓胃排空，从而延缓糖的吸收；食用水溶性纤维可被肠道菌群水解形成乙酸盐和丙酸盐，这些短链脂肪酸可吸收入门静脉，并在肝脏刺激糖酵解，抑制糖异生，促进骨骼肌葡萄糖转运蛋白（GLUT4）的表达；此外水溶性纤维还可减少胃肠肽的分泌，胃肠肽可刺激胰岛分泌胰岛素，可见，多纤维饮食可改善胰岛素抵抗、降低血糖。果糖可加重 2 型糖尿病患者的高胰岛素血症和高甘油三酯血症，食物中锌、铬缺乏也可使糖耐量减低。酗酒者可引发糖尿病。

　　4. 体力活动不足

　　运动不仅可改善胰岛素敏感性，使葡萄糖清除率增加，而且有利于减轻体重，改善脂质代谢。

　　5. 胰岛素抵抗

　　胰岛素抵抗是指胰岛素分泌量在正常水平时，刺激靶细胞摄取和利用葡萄糖的生理效应显著减弱，或者靶细胞摄取和利用葡萄糖的生理效应正常进行，需要超量的胰岛素。

　　（三）特殊类型糖尿病

　　1. 胰岛 β 细胞功能缺陷

　　胰岛 β 细胞功能缺陷为单基因缺陷所致胰岛 β 细胞分泌胰岛素不足，目前发现的基因有：① MODY3 基因、MODY2 基因和 MODY1 基因。②线粒体基因突变：线粒体 DNA 常见为 tRNALeu（UUR）基因 3243 突变

（A→G）。

2. 胰岛素作用的遗传缺陷

此型呈明显的高胰岛素血症。明显的胰岛素抵抗包括 A 型胰岛素抵抗、脂肪萎缩性糖尿病、矮妖精症。

3. 胰岛外分泌疾病

胰腺炎、血色病、外伤或胰腺切除、纤维钙化性胰腺病、肿瘤、囊性纤维化。

4. 内分泌疾病

肢端肥大症、甲状腺功能亢进、库欣综合征、生长抑素瘤、胰高血糖素瘤、醛固酮瘤、嗜铬细胞瘤等。

5. 其他

药物或化学物诱导所致糖尿病、感染所致糖尿病、免疫介导的罕见疾病、伴糖尿病的其他遗传综合征。

二、糖尿病的鉴别诊断

（一）其他原因所致的血糖、尿糖改变

急性生理性应激和病理性应激时，由于应激激素如肾上腺素、促肾上腺皮质激素、肾上腺皮质激素和生长激素分泌增加，可使糖耐量减低，出现一过性血糖升高，尿糖阳性，应激过后可恢复正常。

（二）其他糖尿和假性糖尿

进食过量半乳糖、果糖、乳糖，可出现相应的糖尿，肝功能不全时果糖和半乳糖利用障碍，也可出现果糖尿或半乳糖尿，但葡萄糖氧化酶试剂特异性较高，可加以区别。大量维生素 C、水杨酸盐、青霉素、丙磺舒也可引起班氏试剂法的假阳性反应。

（三）药物对糖耐量的影响

噻嗪类利尿药、呋塞米、糖皮质激素、口服避孕药、水杨酸钠、三环类抗抑郁药等可抑制胰岛素释放或拮抗胰岛素的作用，引起糖耐量减低，血糖

升高，尿糖阳性。另外，降脂药物、乳化脂肪溶液、大量咖啡等也可以引起糖耐量异常。

(四) 继发性糖尿病

肢端肥大症 (或巨人症)、Cushing 综合征、嗜铬细胞瘤可分别因生长激素、皮质醇、儿茶酚胺分泌过多、拮抗胰岛素而引起继发性糖尿病或糖耐量减低。此外，长期服用大量糖皮质激素可引起类固醇糖尿病。

(五) 胰源性糖尿病

胰腺全切除术后、慢性酒精中毒或胰腺炎等引起的胰腺疾病可伴有糖尿病，临床表现和实验室检查类似 1 型糖尿病，但血中胰高糖素和胰岛素均明显降低，在使用胰岛素或其他口服降糖药物时，由于拮抗胰岛素的胰高糖素也同时缺乏，极易发生低血糖，但不易发生严重的酮症酸中毒。无急性并发症时，患者多有慢性腹泻和营养不良。

三、糖尿病的治疗

(一) 糖尿病患者的病情监控

1. 血糖控制

幼年、70 岁以上老年人、合并其他严重疾病者血糖的控制是否可以放宽，视患者的综合情况而定；要经常监测餐后血糖，以帮助达到 HbA1c 的目标；在治疗过程中如果出现严重和反复的低血糖发作，应该及时调整治疗目标及方案。

血糖的自我监测：目前提倡患者自测血糖，但应确保患者测定方法的正确性，并定期校对血糖仪；医务人员告知患者如何根据血糖检测结果调整饮食及运动，血糖仪检测结果是全血，比静脉血糖高 10% ~ 15%；测定血糖的频率和时间因人而异，一般检测每餐前、餐后 2h 及睡前，便于了解全天血糖情况。HbA1c 可反映过去 2 ~ 3 个月的血糖水平，也可作为预测糖尿病并发症的指标。所以提倡血糖治疗达标的患者应该 6 个月检测一次 HbA1c 以了解过去 2 ~ 3 个月的血糖情况；血糖治疗不达标、治疗刚开始或调整治疗时，每 3 个月检测一次 HbA1c。

2. 尿糖

当血糖低于肾糖阈（10 mmol/L）时，尿糖阴性，不能反映出血糖水平。

3. 尿酮体

血糖超过 20 mmol/L 时，应检测尿酮体。

(二) 糖尿病的现代综合治疗原则

1. 糖尿病教育

因为糖尿病是一种终身性疾病，其病情变化与患者的饮食、运动、情绪等密切相关，而控制这些因素都需要患者的配合，所以，糖尿病教育越来越引起医务工作者的高度重视。糖尿病教育的具体内容包括社会宣传教育、卫生保健人员的教育与培训、患者及家属糖尿病知识培训等。这样，能够使患者得到早期诊断与治疗，最终能够把患者培训成为能够自我保健、自我护理的"糖尿病专家"。另外，广泛宣传糖尿病的知识，可以使糖尿病的易感人群（如糖尿病患者的子女）充分认识疾病的危害，并采取健康的生活方式，减少或延缓糖尿病的发生、发展。

2. 糖尿病饮食控制

糖尿病的饮食控制是一切治疗的基础，无论在何种情况下，糖尿病患者都应该严格控制饮食，维持正常体重。

3. 糖尿病运动疗法

运动治疗是指除了围绕生存、工作、生活的基本活动之外而特意设计的运动。2 型糖尿病患者运动可以增加胰岛素敏感性，增加糖的摄取和无氧糖酵解，改善脂代谢，防治并发症。

4. 糖尿病的病情监控

一些代谢紊乱如高血压、高血脂等是糖尿病病情发展及并发症的主要原因，所以严密监控这些因素防治糖尿病及其并发症有重要意义。

5. 糖尿病的药物治疗

根据糖尿病患者的类型、病情选择个体化的药物治疗方案，利于有效地控制糖尿病。

（三）糖尿病教育

1. 糖尿病基础知识教育

（1）糖尿病是一种不能根治的疾病，但是如果得到良好控制，多数患者可以像正常人一样地生活。

（2）糖尿病需要终身治疗。

（3）糖尿病控制欠佳可能会造成急、慢性并发症，严重者可以造成劳动能力的丧失，甚至最终造成死亡

（4）糖尿病的并发症与高血压、高血脂、肥胖、体力活动减少、饮食不合理等因素有关。

（5）胰岛素治疗是各种类型糖尿病治疗的有效手段。

2. 糖尿病教育应该注意的几个关键问题

（1）使患者根据自己的工作、生活情况的变化随时调整热量摄入、食物成分比例、食量增减的方法、原则。

（2）能较准确地计算和调整胰岛素的用量，学会胰岛素注射技巧，部位变换以及低血糖的防治方法。

（3）口服降糖药的患者能自己调整用量，失效时遵从医师的指导。

（4）不要乱寻医问药，而应以最低的医疗费用达到最佳的治疗效果。

3. 糖尿病的心理教育

患者得知自己患有糖尿病时，心理行为表现多样，医生应该及时进行解释说明，让患者了解本病自治性和可防性，解除心理压力，配合治疗。在治疗过程中应避免精神刺激，同时需要家属配合。

4. 糖尿病饮食治疗教育

（1）标准体重及热量控制。

（2）学会制定饮食计划。

（3）养成良好的健康饮食习惯。

（4）能够根据运动量、时间以及药物作用时间等灵活调整加餐。

5. 糖尿病运动治疗教育

（1）掌握运动原则，确定适合自己的运动方式。

（2）确定适合自己的运动时间、频率及强度。

（3）明确锻炼强度如何监测。

（4）应该避免哪些运动方式。

（5）在运动中应该警惕哪些症状（如低血糖和心脏症状）出现及应该采取哪些预防和保护措施。

（6）锻炼前后如何调整膳食计划及胰岛素用量。

6. 糖尿病的药物治疗教育

（1）了解口服药的作用、应用原则、适应证、禁忌证。

（2）继发性磺脲类药物的失效。

（3）胰岛素的作用、种类、适应证、注射技术及用量调整。

（4）明确药物治疗的同时不能放松饮食治疗及运动。

（5）了解低血糖及其处理。

7. 糖尿病的病情自我监测及护理教育

（1）血糖监测的时间，检测糖化血红蛋白及糖化血清蛋白的意义。

（2）监测血压、血脂水平，同时了解它们对糖尿病并发症的作用。

（3）定期检测重要脏器功能。

（4）加强慢性并发症的处理，特别是足部护理。

（四）糖尿病的口服药物治疗

应用口服降糖药物治疗适合于饮食、运动无法控制的 2 型糖尿病患者。口服降糖药物治疗的适应证为：血糖不太高，改善生活方式 1～2 个月后仍然不能使血糖控制在正常范围者；存在显著高血糖症状的患者在改善生活方式的同时可给予药物治疗。应用口服降糖药物时应注意，每种药物都有不同的组织作用特异点，当联合用药时要根据患者的具体情况决定哪种组合最合适。口服降糖药物分为胰岛素促泌剂（磺脲类、格列奈类）和非胰岛素促泌剂（α-葡萄糖苷酶抑制剂、双胍类、格列酮类）。

治疗糖尿病药物的选择和治疗的程序：对于肥胖或超重的 2 型糖尿病患者，在饮食和运动不能满意控制血糖的情况下，首选非胰岛素促泌剂；2 型糖尿病的药物治疗应着眼于解决胰岛素缺乏和胰岛素抵抗两个问题。有代谢综合征或伴有心血管疾病危险因素者，首选双胍类或格列酮类；对于正常体重的 2 型糖尿病患者，在饮食和运动不能满意控制血糖的情况下，首选胰岛素促泌剂，如血糖控制仍然不满意，有代谢综合征或伴有心血管疾病危险因素者应选用双胍类或格列酮类。α-葡萄糖苷酶抑制剂适用于餐后血糖升高而空腹血糖升高不明显者。

使用口服降糖药时应注意：

①掌握适应证：1型糖尿病患者在胰岛素治疗的基础上，可联合使用胰岛素增敏剂、双胍类和α-糖苷酶抑制剂，而不应该用促胰岛素分泌剂；2型糖尿病肥胖者首选双胍类、α-糖苷酶抑制剂或胰岛素增敏剂，后用促胰岛素分泌剂；2型糖尿病消瘦者首选促胰岛素分泌剂或胰岛素增敏剂，可联合使用α-糖苷酶抑制剂或双胍类药物。②剂量用法：先从小剂量开始，再根据餐后2h血糖情况（一定要服药），调整药物剂量。③合理联合用药：同类降糖药一般不合用（如糖适平不应与达美康同用），用一种降糖药物后，如效果尚不理想，可考虑联合用药，不同作用机理的药物联合可以扬长避短，每一类药物不要用到最大剂量，可避免或减少药物的不良反应。单一药物治疗疗效逐年减退，长期疗效差。一般联合应用2种药物，必要时可用3种药物。④兼顾其他治疗：在降血糖治疗的同时，还要考虑其他问题，如控制体重、控制血压、调整血脂紊乱等。⑤要考虑药物的相互作用：当与下列具有增强降血糖作用的某个药物合用时，可能会导致低血糖反应，例如胰岛素、其他降糖药、别嘌呤醇、环磷酰胺、喹诺酮类、水杨酸等；当与下列具有减弱降血糖作用的某个药物合用时，可能引起血糖升高，例如皮质类固醇、高血糖素、雌激素和孕激素、甲状腺素、利福平等。

1. 磺脲类药物

(1) 磺脲类药物的作用机制：磺脲类药物通过与胰岛 β 细胞膜上的 K^+ 通道相结合，使 β 细胞去极化，细胞内 Ca^{2+} 增加，触发胰岛素释放；还可以改善胰岛素受体及受体后缺陷，增加外周组织对胰岛素的敏感性，从而促进周围靶器官，特别是肌肉组织对胰岛素介导的葡萄糖的利用。

(2) 磺脲类药物的适应证：①新诊断的非肥胖的2型糖尿病患者经饮食、运动治疗2个月后疗效不满意者。②肥胖的2型糖尿病患者服用双胍类药物血糖控制不满意或因胃肠道反应不能耐受者。由于其增加胰岛素分泌，可使患者体重增加，一般不作为肥胖患者的首选药物。

(3) 磺脲类药物的服用方法与应用特点：磺脲类药物应在餐前半小时服

用。不同磺脲类制剂的降糖作用和时间差别很大，应根据病情做出合适的选择。一般空腹血糖轻、中度升高者宜选用甲苯磺丁脲（D-860）或格列喹酮（糖适平），也可选格列齐特（达美康）或格列吡嗪（美吡达）；空腹血糖中度以上升高者可选用格列本脲（优降糖）或格列吡嗪（美吡达）；对老年人应选用降糖作用温和、剂量范围大的甲苯磺丁脲、格列喹酮和格列吡嗪，应慎用格列本脲。另外，要根据作用、时间决定每日给药次数。甲苯磺丁脲、格列喹酮和格列吡嗪半衰期短，每日给药3次，格列本脲、格列美脲、格列齐特每日给药1～3次。

（4）磺脲类药物的不良反应：磺脲类药物，尤其是第一代和长效类药物容易发生低血糖及低血糖昏迷，所以应从小剂量开始，缓慢加量，特别是老年患者更应注意；少数患者发生皮疹、黄疸；偶见肝功能异常和骨髓异常；肾功能不全者除格列喹酮外，不宜服用。

（5）磺脲类药物的禁忌证：①1型糖尿病。②单纯饮食及运动治疗能够满意控制血糖的轻型患者。③并发急性代谢紊乱，如酮症酸中毒、乳酸酸中毒、非酮症性高渗性昏迷等。④严重感染、外伤、手术等应激情况。⑤严重肝、肾功能不全，影响药物动力学者。⑥妊娠期（有致畸危险和引起胎儿和新生儿低血糖）。

（6）磺脲类药物的原发或继发失效：①原发失效：指糖尿病患者接受足量的磺脲类药物治疗1个月后空腹血糖仍然高于14 mmol/L，常见于自然病程晚期才获得初诊的2型糖尿病患者，是由于胰岛功能丧失或严重受损造成的。这种情况往往在合并使用双胍类药物后病情有所改善。②继发失效：指糖尿病患者接受磺脲类药物治疗后收到明显的治疗效果，但继续原来的治疗，降血糖疗效逐渐减弱，加大剂量至足量后空腹血糖仍高于11.1 mmol/L，餐后血糖高于14 mmol/L，且这种高血糖持续数月，此时宜加用或改用胰岛素治疗。双胍类药物也部分存在继发失效。

（7）影响磺脲类药物作用的药物。加强磺脲类降糖作用的药物：①从蛋白结合位点代替磺脲类、抑制磺脲类从尿中排出：阿司匹林、水杨酸、非激素类抗炎药、磺胺药。②竞争抑制磺脲类代谢：乙醇、H_2 受体阻滞剂、抗凝药、单胺氧化酶抑制剂。③拮抗内源性胰升糖素：β 受体阻滞剂。减弱或对抗磺脲类降糖作用的药物：①增强磺脲类排除的酶诱导剂：乙醇（慢性饮用）、巴比妥类药物、氯普吗嗪。②胰岛素分泌抑制剂，拮抗胰岛素作用：噻嗪类利尿剂、糖皮质激素、雌激素、吲哚美辛、烟酸。

2. 双胍类药物

（1）双胍类药物的作用机制：①双胍类药物可延缓肠道对葡萄糖的吸收，但葡萄糖吸收总量不减少。②抑制糖原异生、肝糖分解从而减少肝糖输出。③增加机体对胰岛素的敏感性，从而增加外周组织对葡萄糖的摄取和利用，达到降糖目的。④促进各类细胞葡萄糖转运因子的转位。双胍类药物在高血糖状态下有降糖作用，但对正常血糖无降糖作用，故不引起低血糖。

（2）双胍类药物的适应证：①以胰岛素抵抗为主的糖尿病患者，特别是肥胖的 2 型糖尿病患者。②非肥胖 2 型糖尿病患者用磺脲类药物不能满意控制血糖时。③1 型和 2 型糖尿病患者使用胰岛素治疗时若联合应用双胍类，不仅可增加胰岛素的降糖作用，减少胰岛素用量，而且可减少血糖不稳定者的血糖波动。④葡萄糖耐量减低者。

（3）双胍类药物的不良反应：①消化道反应，有食欲不振、恶心、呕吐、腹痛及腹泻等。②乳酸增高及乳酸酸中毒：因其促进肌肉中糖的无氧酵解，产生大量乳酸，机体缺氧时易致乳酸中毒，应引起重视。苯乙双胍比二甲双胍多见，尤其在肝肾功能不全、心肺疾病、贫血患者及老年人。

（4）双胍类药物的禁忌证：①糖尿病酮症酸中毒、高渗性昏迷、严重感染、创伤及大手术等。②糖尿病患者伴心力衰竭、肝及肾衰竭、慢性肺部疾病、组织缺氧、酗酒等均禁用双胍类药物，因易引起乳酸性酸中毒。③糖尿病患者在妊娠期间亦不能应用双胍类药物。④消化道反应剧烈不能耐受者或有慢性消化道疾病者。⑤酒精中毒者。

（5）影响双胍类药物作用的其他药物：①利福平抑制双胍类药物的吸收而减弱其降糖作用。②乙醇抑制苯乙双胍代谢，加强其降糖作用。③西咪替丁减少双胍类药物在肾脏清除，加强其降糖作用。

3. α 糖苷酶抑制剂

（1）α 糖苷酶抑制剂的作用机制：该类药物的降糖机制是抑制多糖或双糖转变为单糖，延缓葡萄糖在肠道的吸收从而降低餐后血糖并兼有减轻胰岛素抵抗的作用。长期应用也可降低空腹血糖。其中阿卡波糖主要是抑制 a-淀粉酶，伏格列波糖主要是抑制双糖水解酶的作用。

（2）α 糖苷酶抑制剂的适应证：该类药物的适应证很广，可单独或与双胍类同用于肥胖的 2 型糖尿病患者；与磺脲类联合用于仅用磺脲类血糖控制不理想的 2 型糖尿病患者；与胰岛素合用于 1 型和 2 型糖尿病需用胰岛素者，不仅可减少胰岛素用量还有助于减轻餐后早期高血糖及餐后晚期低血糖。

（3）α 糖苷酶抑制剂的不良反应：主要是消化道反应，表现为腹部胀满、胀气、肠鸣音亢进和排气过多，少数患者有腹泻或便秘。这些症状多在服药 2 周左右缓解，仅少数患者因不能耐受而停药。

（4）α 糖苷酶抑制剂的禁忌证：原有消化不良、消化道溃疡、肠梗阻倾向、感染、恶性肿瘤、酗酒、严重肝和肾功能损害者；妊娠或哺乳妇女及小儿。

（5）α 糖苷酶抑制剂的注意事项：α - 糖苷酶抑制剂的使用应从小剂量开始，渐增加剂量，并与第一口饭一起嚼碎咽下。避免同服消胆胺、肠道吸附剂、消化酶制剂。

4. 胰岛素增敏剂

胰岛素增敏剂除了二甲双胍外，目前还有噻唑烷二酮类药物（TZDs）。它属于过氧化物酶增殖体所激活的受体，是一种核受体（简称 PPAR-γ）。被激活后的这种受体蛋白，能够结合 DNA 的反应成分，继而影响基因的转录，其生物效应是改变和调节一系列糖类和脂肪的代谢。现在应用于临床的有罗格列酮和吡格列酮。

（1）胰岛素增敏剂的作用机制：目前噻唑烷二酮类药物的作用机制还在进一步的探讨当中，根据最近的研究可归纳为以下几点：①激活 PPAR-γ，能够减少脂肪的溶解和增加脂肪细胞的分化，减少外周组织的胰岛素抵抗。②降低瘦素和肿瘤坏死因子 -α 的表达，减少 PAI-1 分泌，降低游离脂肪酸水平，从而增加周围组织对胰岛素的敏感性和反应性，提高糖原合成酶的活性，促进骨骼肌对胰岛素介导的葡萄糖的摄取和利用。③通过抑制肝糖异生的限速酶即 1，6- 二磷酸果糖酶和 2，6- 二磷酸果糖酶的活性而降低肝糖输出。④提高胰岛素的敏感性，从而抑制肝内合成内源性甘油三酯并促进其清除，改善糖尿病患者的血脂，防止动脉硬化的产生，延缓其发展。⑤清除自由基，降低过氧化脂质的形成，抑制动脉硬化的形成。⑥减少血管平滑肌细胞的钙离子内流，内皮细胞合成一氧化氮增加，改善血管内皮功能。

（2）胰岛素增敏剂的适应证：①胰岛素抵抗、肥胖或伴有高血压的 2 型糖尿病患者。②胰岛素抵抗者。③可单独用于 2 型糖尿病的治疗，也可与磺脲类、双胍类药物或胰岛素合用。

（3）胰岛素增敏剂的不良反应：转氨酶升高、头痛、头晕、恶心、腹泻、体重增加和液体潴留。

（4）胰岛素增敏剂的禁忌证：1 型糖尿病患者、酮症酸中毒、肝功能异常者。

（5）胰岛素增敏剂的用药注意事项：用药期间监测肝功能，转氨酶升高 3 倍以上者停药。

5. 非磺脲类胰岛素促泌剂

非磺脲类胰岛素促泌剂，又称餐时促胰岛素分泌剂，其化合物能促进胰岛 β 细胞中胰岛素的第一时相分泌。其特点是只在进餐时才会迅速而短暂地刺激胰腺分泌胰岛素，起效快，作用持续时间短，安全性好。此类药物包括瑞格列奈和那格列奈。

（1）非磺脲类胰岛素促泌剂的作用机理：通过与胰腺 β 细胞膜上的 ATP 敏感性钾通道（K-AIP）偶尔受体相互作用，使浆膜去极化，随即通过电压敏感性 L 型钙通道的开放，引起钙离子内流和胰岛素分泌。它与磺脲类药物不同之处在于：它在胰岛 β 细胞膜上的结合位点不同；不直接刺激胰岛素的分泌作用。

（2）非磺脲类胰岛素促泌剂的适应证：2 型糖尿病、餐后高血糖。

（3）非磺脲类胰岛素促泌剂的不良反应：①轻度胃肠功能紊乱、腹泻、呕吐。②个别患者出现乳酸、转氨酶升高，疗程结束后即可消失。③少数患者出现轻微低血糖。④变态反应。⑤体重轻微增加。

（4）非磺脲类胰岛素促泌剂的禁忌证：1 型糖尿病患者，肝、肾功能不全者。

（5）非磺脲类胰岛素促泌剂的应用：可以单独或与双胍类、噻唑烷二酮联合使用。格列奈类药物不能与格列苯脲或其他促胰岛素分泌剂合用。格列奈类药物可减少餐后高血糖并且在单独使用时，一般不导致低血糖。一般进餐前服药（餐前 15 min 即可），不进餐不服药。

（6）影响格列奈类药物的其他药物：①增强降糖作用：单胺氧化酶抑制

剂、非选择性 β 受体阻滞剂、ACEI、非甾体抗炎药、乙醇、促合成代谢激素、奥曲肽。②减弱降血糖作用：口服避孕药、噻嗪类、皮质激素、甲状腺素、拟交感神经药。③因格列奈类药物均经肝细胞色素 Pso 酶代谢，凡影响肝脏 P 酶活性的药物如酮康唑、某些抗生素、环孢霉素、类固醇可抑制该类药物代谢，而诱导 Pso 酶活性的药物如利福平、巴比妥、卡马西平可促进该类药物代谢。

6. 胰岛素

（1）胰岛素的生理作用：胰岛素通过与肝脏、脂肪组织、肌肉等组织的细胞膜受体结合后发挥效应。主要作用是增加葡萄糖的穿膜转运，促进葡萄糖摄取及葡萄糖在细胞内的氧化或糖原合成，并为合成蛋白或脂肪提供能量，促进蛋白质及脂肪的合成，减少酮体生成。其与生长激素有协同作用，促进生长，促进钾向细胞内转移，有水钠潴留作用。

（2）胰岛素的适应证：①1型糖尿病患者。②2型糖尿病经饮食及口服降血糖药治疗未获得良好控制者。③糖尿病并发急性代谢紊乱如酮症酸中毒、高渗性昏迷和乳酸性酸中毒伴高血糖时。④合并重症感染、消耗性疾病、视网膜病变、肾病、神经病变、急性心肌梗死、脑卒中。⑤因存在伴发病需外科治疗的围手术期。⑥妊娠和分娩。⑦全胰腺切除引起的继发性糖尿病。

（3）胰岛素的类型：胰岛素制剂可分为短（速）效、中效和长（慢）效3类。短效有普通（正规）胰岛素（RI），皮下注射后发生作用快，但持续时间短，是唯一可经静脉注射的胰岛素，可用于抢救糖尿病酮症酸中毒。中效胰岛素有低精蛋白胰岛素（NPH，又称中性精蛋白锌胰岛素）和慢胰岛素锌混悬液。长效制剂有精蛋白锌胰岛素注射液（PZI，鱼精蛋白锌胰岛素）和特慢胰岛素锌混悬液。短效胰岛素主要控制1餐饭后高血糖；中效胰岛素主要控制2餐饭后高血糖，以第2餐饭为主；长效胰岛素无明显作用高峰，主要提供基础水平胰岛素。

（4）胰岛素的不良反应：①低血糖反应：最常见，一般由体力活动太多、饮食减少、药物用量过大引起，发作多较急，如昏迷持续6h以上可能导致中枢神经不可逆性损害。②变态反应：以注射局部疼痛、硬结、皮疹为主，偶有全身性变态反应，如荨麻疹、紫癜、血清病、局限性水肿、支气管痉挛、虚脱、胃肠道反应、急性肺水肿等。多见于注射含有附加蛋白的制剂时。③注射部位皮下脂肪营养不良。④胰岛素拮抗或胰岛素耐药性糖尿病：耐药性的定义为每日胰岛素需要量超过200U，持续48 h以上。发生率为0.1%~3.6%。⑤胰岛素性水肿：糖尿病控制后4~6d可发生水钠潴留而导致水肿。⑥屈光失常：视力模糊属暂时性变化，多见于血糖波动较大的1型糖尿病患者。⑦高胰岛素血症与肥胖：与胰岛素剂量的使用方法有关，剂量越大越易引起肥胖和高胰岛素血症，故强调在胰岛素治疗的同时，应饮食控制和运动。加用双胍类及α-糖苷酶抑制剂有助于减少胰岛素用量，减轻外周高胰岛素血症症状。

（5）胰岛素的应用原则：①急需控制糖代谢紊乱者用短效类，如酮症等急性并发症、急性感染、大手术前后、分娩前及分娩期。1型或2型糖尿病初治阶段，为摸索剂量和治疗方案，可用短效胰岛素，每日3~4次。②可采用长效制剂于早餐前注射或中效制剂于晚10时睡前注射，以维持血浆胰岛素基础水平，并使次晨血糖控制较好。③为减少注射次数可采用混合剂，早晚餐前注射，中效和长效的比值可以灵活掌握，在制备混合剂时为避免鱼精蛋白锌胰岛素进入普通胰岛素瓶内，应先抽普通胰岛素再抽鱼精蛋白锌胰岛素。也可直接应用混合好的胰岛素。④如病情严重伴循环衰竭、皮下吸收不良、有抗药性需极大剂量时，常使用正规胰岛素或锌结晶胰岛素静脉滴注。⑤采用纯度较高的制剂时剂量减少30%左右；从动物胰岛素转为人胰岛素时剂量减少10%~25%。⑥1型糖尿病血糖波动大不易控制者、2型糖尿病伴胰岛素抵抗者均可与口服降糖药联合应用。

（6）应用胰岛素的注意事项：①患者需要密切监测血糖，学会根据血糖情况调节胰岛素用量，特别是在患病期间、饮食运动改变时。②指导患者如何识别低血糖症状、处理低血糖发作。③胰岛素剂量取决于进食量、体力活动、精神状态、伴发疾病、应激状态、胰岛素制剂种类、患者体内抗体情况、注射部位、联合用药情况、是否伴有肥胖、肝及肾功能是否异常等。

（7）影响胰岛素作用的因素：①胰岛素制剂的种类，以及胰岛素的来源。②胰岛素的浓度与剂量：浓度高、剂量大的吸收缓慢，作用延迟。③给药方法：不同的给药方法会影响胰岛素的吸收，按吸收速度由快至慢分别为静脉注射、腹膜内注射、肌内注射、皮下注射。④注射技术。⑤注射部位和温度：不同部位吸收由快至慢分别为腹部、前臂、大腿、臀部。洗热水澡可加速胰岛素的吸收。⑥注射与进食的间隔时间，以及进食种类。⑦患者有无胰岛素抗体。⑧运动：运动增加肌肉对胰岛素的敏感性，注射部位的肌肉运动加速胰岛素的吸收。⑨肝、肾功能：当肝、肾功能不全时，影响胰岛素的清除，使胰岛素半衰期延长，血液循环中游离胰岛素增多可导致严重低血糖，故应减少胰岛素用量，特别是避免中、长效胰岛素。⑩应激因素：机体处于应激状态时，儿茶酚胺等拮抗胰岛素的激素分泌增多，使胰岛素效价降低、血糖升高，此时需要增加胰岛素用量。

（8）胰岛素的一般用法：口服降糖药效果欠佳时可采用口服降糖药与中、长效胰岛素联合治疗的方法，即白天用口服药，加睡前注射一次中效胰岛素。当血糖仍然不理想时可停口服药，而完全依赖胰岛素治疗，具体方法如下：①给予短效和长效胰岛素混合制剂，2 次 /d，早餐和晚餐前注射。此方法可能出现中午或（和）午夜低血糖，但上午吃一些零食可预防中午低血糖，睡前注射中效胰岛素代替晚餐前的混合胰岛素可预防午夜低血糖。②3 次 /d 餐前注射短效胰岛素，加睡前注射中、长效胰岛素，此方法可以灵活安排进餐时间。③灵活应用，餐前注射短效胰岛素加长效胰岛素，以模拟生理胰岛素基础分泌。此法可以根据进食和运动时间安排或饮食中糖类的含量来调整胰岛素的使用，饮食中每 10～15g 糖给予 1～2U 胰岛素。④胰岛素抵抗患者胰岛素用量较大，可加用噻唑烷二酮类药物、二甲双胍或 α- 糖苷酶抑制剂。⑤胰岛素泵持续皮下给药。⑥胰岛素注射笔匹配专用胰岛素制剂，定量准确、注射方便，特别适合老年和视力减退的患者。

（9）胰岛素用量：开始胰岛素治疗时每日总剂量的计算。①按体重计算：1 型糖尿病 0.5～1U/（kg·d）；新诊断的 1 型糖尿病 0.2～0.6 U/（kg·d）；青春期 1 型糖尿病 1.0～1.5 U/（kg·d），因青春期生长发育迅速，故需要量增大；2 型糖尿病 0.1～0.2U/（kg·d）。②按生理需要量计算：正常人每天分泌 30～40 U 胰岛素，起始量胰岛素可从 24～40 U/d 开始。③按空腹血糖（FPG）估算：FPG=8～10 mmol/L 时，给 0.25 U/（kg·d）；FPG>10 mmol/L 时，每增加 1 mmol/L，胰岛素则增加 4 U/d。

7. 胰岛素泵治疗

（1）胰岛素泵的治疗特点：①胰岛素泵的脉冲式连续输注方式符合生理

状态下的胰岛素分泌，能够持续提供基础胰岛素，减少了餐前胰岛素用量，可更快地消除胰岛素抵抗状态。同时避免了高胰岛素血症，且较普通胰岛素吸收快，缩短了胰岛素吸收入血的起效时间。②胰岛素泵只使用短效或超短效胰岛素，减少了使用多种胰岛素制剂引起的吸收差异。③可自由调整基础量，减少低血糖的发生，并能有效抑制"黎明现象"。④24h持续输入基础量胰岛素，不进食、晚进食也不至于引起低血糖，而多进食也可适量追加胰岛素，从而使患者全天血糖接近正常，更适于生活方式多变的人、低血糖无感知者及糖尿病自主神经病变者。

（2）胰岛素泵的适应证：①所有1型糖尿病患者，尤其是经常规治疗后血糖控制不佳、血糖剧烈波动、对低血糖不能感知而多次发生低血糖、夜间低血糖、对胰岛素特别敏感或胰岛素需求量很少者。②胰岛功能差需要胰岛素治疗的2型糖尿病患者。③有"黎明现象"者，空腹血糖 >11.1 mmol/L。④生活方式多变，工作、进食、活动不规律者。⑤妊娠。⑥器官移植后血糖难以控制者。⑦严重糖尿病自主神经病变，如胃麻痹、下肢疼痛等。

（3）胰岛素泵治疗时胰岛素用量的计算：可根据实际体重或以前胰岛素总量进行计算。①体重在理想体重的20%以内时，每日胰岛素总量 =0.4~0.9U/kg，或按以前胰岛素总量的75%计算。②基础量 =40%~50%每日胰岛素总量。③餐前量 =50%~60%每日胰岛素总量，如果基础量已经平衡了生物节律因素，则可将餐前量平均分配到三餐前。

（4）胰岛素泵治疗时胰岛素用量的调整：①基础量的调整主要根据早晨空腹血糖。②餐前量的调整根据下次餐前血糖值调整。③如果连续2d血糖值大于靶血糖值，增加餐前量1U/次；如果连续2d血糖值小于靶血糖值，减少餐前量1U/次。④每次剂量调整不超过1~2U，观察2~3d后再根据血糖情况继续调整。

8.胰岛素类似物

（1）胰岛素类似物与普通人胰岛素比较，有着诸多的益处，促使胰岛素的给药方式更趋完善。①起效快速，避免人胰岛素的起效时间需30~60min、必须餐前30min给药的缺点，仅临近饭前15 min注射，或于餐后即用，同时作用持续时间短。②贴近生理治疗。胰岛素类似物和长效胰岛素联合应用，三餐时注射短效类似物及睡前注射甘精胰岛素，可帮助糖尿病患者更准确地模拟正常人在生理状态下的胰岛素代谢过程，以最大限度地将血糖控制在正常范围，且不易引起低血糖的发生。③峰效时间与餐后血糖峰值同步，可以更好地控制餐后血糖升高。另注射时间随意，便于灵活应用，如根据进餐的需要及在餐后追加使用。④显著减少夜间低血糖发作。⑤可降低糖化血红蛋白，达到 <7% 的指标。⑥注射部位的药物吸收较稳定，个体内的变化以及个体间的差异较小，吸收的变异度有很大的改善。另外，人胰岛素注射剂量较大时，可在皮下形成储存，疗效与持续时间难以预计，而胰岛素类似物极少出现此类现象。⑦睡前注射甘精胰岛素与口服降糖药联合应用将提高 2 型糖尿病患者的血糖控制，且比通常预想的更容易实行和节约费用。⑧口服肾上腺皮质激素的糖尿病患者的缺陷常是餐后血糖处理受损，皮质激素可抑制胰岛素的分泌，增加糖异生，减少外周组织对葡萄糖的摄取。但胰岛素类似物可改变这一弊端。

（2）胰岛素类似物的应用原则：①甘精胰岛素的 pH 低，不能与其他胰岛素注射剂混合，以免发生凝聚，使吸收延迟。②由动物胰岛素改用人胰岛素类似物时，剂量应减少 10% 左右，否则易致低血糖的发生。③对过敏者、妊娠妇女、动物源性胰岛素呈现免疫抵抗者、初始采用胰岛素治疗者、间断应用胰岛素者宜尽量首选人胰岛素。④甘精胰岛素宜提倡睡前给药，以控制"黎明现象"高血糖及白天葡萄糖毒性所致的夜间高血糖，并可替代三餐间的基础胰岛素的分泌。⑤与可升高血糖的药物联合应用，如肾上腺皮质激素、异烟肼、雌激素、口服避孕药、烟酸、噻嗪类利尿药，可适当增加剂量；当与含硫抗菌药、水杨酸盐、单胺氧化酶抑制剂、血管紧张素转换酶抑制剂、β 受体阻滞剂、奥曲肽等药联合应用，可减少胰岛素类似物的需求量。但 β 受体阻滞剂可能掩盖胰岛素所致的低血糖现象，需特别警惕。

第二节　甲状腺功能亢进的诊治与合理用药

甲状腺功能亢进症（hyperthyroidism，简称甲亢）是指由于甲状腺本身或甲状腺以外的多种原因引起的甲状腺激素增多，进入循环血中，作用于全身的组织和器官，造成机体的神经、循环、消化等各系统的兴奋性增高和代谢亢进为主要表现的疾病的总称。甲亢是内分泌系统的常见病和多发病。本病可发生于任何年龄，从新生儿到老年人均可能患甲亢，但最多见于中青年女性。

甲亢的病因较复杂，首先以 Graves 病（GD）最多见，又称毒性弥漫性甲状腺肿，是一种伴甲状腺激素分泌增多的器官特异性自身免疫病，约占所有甲亢患者的85%；其次为亚急性甲状腺炎伴甲亢和结节性甲状腺肿伴甲亢；其他少见的病因有垂体性甲亢、碘甲亢等。本节主要讨论 Graves 病。

一、病因及发病机制

GD 的发病机制和病因未明，一般认为它是以遗传易患性为背景，在精神创伤、感染等应激因素作用下，诱发体内的免疫系统功能紊乱，"禁忌株"细胞失控，使 Ts 细胞减弱了对 Th 细胞的抑制，特异 B 淋巴细胞在特异 Th 细胞辅助下产生异质性免疫球蛋白（自身抗体）而致病。可作为这些自身抗体的组织抗原或抗原成分很多，主要有 TSH、TSH 受体、Tg、甲状腺 TPO 等。

二、病理

(一) 甲状腺

多呈不同程度的弥漫性、对称性肿大，或伴峡部肿大；质软至韧，包膜表面光滑、透亮，也可不平或呈分叶状；甲状腺内血管增生、充血，使其外观呈鲜牛肉色或猪肝色；滤泡增生明显，呈立方形或高柱状，并可形成乳头状皱褶突入滤泡腔内，腔内胶质常减少或消失；细胞核位于底部，可有分裂象；高尔基器肥大，内质网发育良好，有较多核糖体，线粒体常增多。凡此均提示滤泡上皮功能活跃，处于 TH 合成和分泌功能亢进状态。

(二) 眼

浸润性突眼者的球后组织中常有脂肪浸润，纤维组织增生，黏多糖和糖胺聚糖沉积，透明质酸增多，可见淋巴细胞及浆细胞浸润。眼肌纤维增粗、纹理模糊，肌纤维透明变性、断裂及破坏，肌细胞内黏多糖亦增多。

(三) 双下肢对称性胫前黏液性水肿

少见。病变皮肤切片在光镜下可见黏蛋白样透明质酸沉积，伴多数带颗粒的肥大细胞、吞噬细胞和内质网粗大的成纤维细胞浸润；电镜下可见大量微纤维伴糖蛋白及酸性糖胺聚糖沉积。

(四) 其他

骨骼肌、心肌有类似上述眼肌的改变，但较轻。久病者或重度甲亢患者肝内可有脂肪浸润、灶状或弥漫性坏死、萎缩，门静脉周围纤维化乃至肝硬化。颈部、支气管及纵隔淋巴结增大较常见，脾亦可增大。少数病例可有骨质疏松。

三、临床表现

女性多见，男女之比为 1：4～6，各年龄组均可发病，以 20～40 岁为多。临床表现不一，老年和儿童患者的临床表现常不典型。典型临床表现为三联征。

(一) 甲状腺激素分泌过多综合征

1.高代谢综合征

由于 T3、T4 分泌过多和交感神经兴奋性增高，促进物质代谢，氧化加速使产热、散热明显增多，患者常有疲乏无力、怕热多汗、皮肤温暖潮湿、体重锐减、低热 (危象时可有高热) 等。

2.心血管系统

可有心悸、胸闷、气短、心动过速，严重者可导致甲亢性心脏病。查体时可见：①心动过速，常为窦性，休息及熟睡时心率仍快；②心尖区第一心音亢进，常有收缩期杂音，偶在心尖部可听到舒张期杂音；③心律失常以期前收缩、房颤多见，房扑及房室传导阻滞少见；④可有心脏肥大、扩大及心力衰竭；⑤由于收缩压上升、舒张压下降，使脉压差增大，有时出现水冲脉、毛细血管搏动等周围血管征。

3. 精神、神经系统

易激动、烦躁、失眠、多言多动、记忆力减退。有时出现幻觉，甚而表现为亚躁狂症或精神分裂症。偶尔表现为寡言、抑郁，以老年人多见。可有双手及舌平伸细震颤，腱反射亢进。

4. 消化系统

常有食欲亢进、多食消瘦、大便频繁。老年患者可有食欲减退、厌食。重者可有肝大及肝功能异常，偶有黄疸。

5. 肌肉骨骼系统

部分患者可有甲亢性肌病、肌无力及肌萎缩，多见于肩胛与骨盆带肌群。周期性瘫痪多见于青年男性患者，原因不明。

6. 内分泌系统

早期血 ACTH、皮质醇及 24h 尿 17- 羟皮质类固醇（17- 羟）升高，继而受过多 T3、T4 抑制而下降，皮质醇半衰期缩短。

7. 生殖系统

女性常有月经减少或闭经，男性有阳痿，偶有乳腺发育。

8. 血液和造血系统

周围血液中，淋巴细胞绝对值和百分比及单核细胞增多，但白细胞总数偏低。血小板寿命缩短。有时可出现皮肤紫癜或贫血。

(二) 甲状腺肿

绝大多数患者有程度不等的弥漫性、对称性甲状腺肿大，随吞咽动作上下运动；质软、无压痛、久病者较韧；肿大程度与甲亢轻重无明显关系；左、右叶上下极可扪及细震颤，可闻及收缩期吹风样或连续性收缩期增强的血管杂音，为诊断本病的重要体征。极少数无甲状腺肿大或甲状腺位于胸骨后纵隔内。甲状腺肿大压迫气管、食管及喉返神经时，出现气短、进食哽噎及声音嘶哑。

(三) 眼征

GD 患者中，有 25% ~ 50% 伴有眼征，其中突眼为重要且较特异的体征之一。突眼多与甲亢同时发生，但亦可在甲亢症状出现前或甲亢经药物治疗后出现，少数仅有突眼而缺少其他临床表现。按病变程度可分为非浸润性（干性、良性）和浸润性（水肿性、恶性）突眼两类。

1. 非浸润性突眼

占大多数，无症状，主要因交感神经兴奋和 TH 的 β 肾上腺素能样作用致眼外肌群和提上睑肌张力增高有关，球后及眶内软组织改变不大，突眼度 <18mm，经治疗常可恢复，预后良好。眼征有以下几种：① Dalrymple 征：眼裂增大；② Stellwag 征：瞬目减少；③ Moebius 征：双眼聚合能力欠佳；④ Von Graefe 征：眼向下看时巩膜外露；⑤ Joffroy 征：眼向上看时前额皮肤不能皱起。

2. 浸润性突眼

较少见，症状明显，多发生于成年患者，由于眼球后软组织水肿和浸润所致，预后较差。除上述眼征更明显外，往往伴有眼睑肿胀肥厚，结膜充血水肿。患者畏光、复视、视力减退、阅读时易疲劳、异物感、眼胀痛或刺痛、流泪、眼球肌麻痹而视野缩小、斜视、眼球活动度减少甚至固定。突眼度一般 >19mm，左右突眼度常不等。由于突眼明显，不能闭合，结膜及角膜经常暴露，尤其睡眠时易受外界刺激而引起充血、水肿，继而感染。

四、诊断及鉴别诊断

(一) 诊断

根据临床表现三联征及实验室检查，诊断并不困难。但早期轻型、老年人、小儿表现不典型，尤其淡漠型甲亢应特别注意。

(二) 鉴别诊断

1. 单纯性甲状腺肿

无甲亢症状。摄 131I 率虽也增高但高峰不前移。T3 抑制试验可被抑制。T3 正常或偏高，T4 正常或偏低，TSH 正常或偏高。TRH 兴奋试验正常。血 TSAb、TGAb 和 TPOAb 阴性。

2. 神经官能症

神经、精神症状相似，但无高代谢症状群、突眼及甲状腺肿，甲状腺功能正常。

3.其他疾病

以消瘦、低热为主要表现者，应与结核、恶性肿瘤相鉴别；腹泻者应与慢性结肠炎相鉴别；心律失常应与冠心病、风湿性心脏病相鉴别；淡漠型甲亢应与恶性肿瘤、消耗病相鉴别；突眼应与眶内肿瘤、慢性肺心病等相鉴别。

五、治疗

一般治疗：解除精神紧张和负担，避免情绪波动。确诊后应适当卧床休息并给予对症、支持疗法。忌碘饮食，补充足够的热量和营养，如蛋白、糖类及各种维生素。有交感神经兴奋、心动过速者可用普萘洛尔（心得安）、利舍平等；如失眠可给地西泮（安定）、氯氮卓（利眠宁）。

甲亢的治疗，常用方法如下：

(一) 控制甲亢的基本方法

(1) 抗甲状腺药物治疗。

(2) 放射性碘治疗。

(3) 手术治疗。

(二) 抗甲状腺药物治疗

疗效较肯定；一般不引起永久性甲减；方便、安全、应用最广。

1. 常用药物

①硫脲类：甲硫氧嘧啶和丙硫氧嘧啶（PTU）；②咪唑类：甲巯咪唑（又称他巴唑，MMI）和卡比马唑（甲亢平）。

2. 作用机制

通过抑制过氧化物酶活性，使无机碘氧化为活性碘而作用于碘化酪氨酸减少，从而阻止甲状腺激素合成。丙硫氧嘧啶还可以抑制T4在周围组织中转化为T3，故首选用于严重病例或甲状腺危象。

3. 适应证

病情轻、甲状腺呈轻至中度肿大者；年龄在20岁以下，或孕妇、年迈体弱或合并严重心、肝、肾疾病等不宜手术者；术前准备；作为放射性131I治疗前后的辅助治疗；甲状腺次全切除后复发而不宜用131I治疗者。

4. 剂量用法与疗程

长程治疗分为初治期、减量期及维持期，按病情轻重决定剂量。

（1）初治期：丙硫氧嘧啶或甲硫氧嘧啶 300～450 mg/d，甲巯咪唑或卡比马唑 30～40 mg/d，分 2～3 次口服。至症状缓解或 T3、T4 恢复正常时即可减量。

（2）减量期：每 2～4 周减量 1 次，丙硫氧嘧啶或甲硫氧嘧啶每次减 50～100 mg/d，甲巯咪唑或卡比马唑每次减 5～10mg/d，待症状完全消除，体征明显好转后再减至最小维持量。

（3）维持期：丙硫氧嘧啶或甲硫氧嘧啶 50～100 mg/d，甲巯咪唑或卡比马唑 5～10 mg/d，维持 1.5～2 年，必要时还可以在停药前将维持量减半。疗程中除非有较严重的反应，一般不宜中断，并定期随访疗效。

5. 治疗中时注意事项

（1）如经治疗症状缓解但甲状腺肿大及突眼却加重时，抗甲状腺药物应酌情减量并加用甲状腺片，每日 30～60mg。可能由于抗甲状腺药物过量，T3、T4 减少后对 TSH 反馈抑制减弱，故 TSH 分泌增多，促使甲状腺增生、肥大。

（2）注意抗甲状腺药物的不良反应：粒细胞减少与药疹，甲巯咪唑较丙硫氧嘧啶常见，初治时每周化验白细胞总数、白细胞分类，以后每 2～4 周 1 次。常见于开始服药 2～3 个月。当白细胞低于 $4×10^9$/L 时应注意观察，试用升白细胞药物，如维生素 B_4、利血生、鲨肝醇、脱氧核糖核酸，必要时可采用泼尼松。如出现突发的粒细胞缺乏症（对药物的变态反应），常表现咽痛、发热、乏力、关节酸痛等时，应紧急处理并停药。有些患者用抗甲状腺药物后单有药疹，一般不必停药，可给抗组胺药物，必要时可更换抗甲状腺药物种类，目前临床用药中丙硫氧嘧啶出现药疹者较少，但应该特别警惕出现剥脱性皮炎、中毒性肝炎等，一旦出现应停药抢救。

（3）停药问题：近年认为完成疗程后尚需观察：TRAb 或 TSI 免疫抗体明显下降者方可停药以免复发。

(三) 放射性碘治疗

1. 放射性碘治疗甲亢作用机制

利用甲状腺高度摄取和浓集碘的能力及 131I 释放出 β 射线对甲状腺的毁损效应（β 射线在组织内的射程约 2mm，电离辐射仅限于甲状腺局部而不累及毗邻组织），破坏滤泡上皮，从而减少 TH 分泌。另外，也抑制了甲状腺内淋巴细胞的抗体生成，加强了治疗效果。

2. 适应证

(1) 中度甲亢、年龄在 25 岁以上者。

(2) 对抗甲状腺药有过敏等反应而不能继用，或长期治疗无效，或治疗后复发者。

(3) 合并心、肝、肾等疾病不宜手术，或术后复发，或不愿手术者。

(4) 非自身免疫性家族性毒性甲状腺肿者。

(5) 某些高功能结节者。

3. 禁忌证

(1) 妊娠、哺乳期妇女（131I 可透过胎盘和进入乳汁）。

(2) 年龄在 25 岁以下者。

(3) 严重心、肝、肾衰竭或活动性肺结核者。

(4) 外周血白细胞在 3×10^9/L 以下或中性粒细胞低于 1.5×10^9/L 者。

(5) 重症浸润性突眼症。

(6) 甲状腺不能摄碘者。

(7) 甲状腺危象。

4. 方法与剂量

根据甲状腺估计重量和最高摄 131I 率推算剂量。一般主张每克甲状腺组织一次给予 131I 70～100μCi（1Ci=3.7×10^{10}Bq）放射量。甲状腺重量的估计有三种方法：①触诊法；②X 射线检查；③甲状腺显像。

5. 治疗前注意事项

不能机械采用公式计算剂量，应根据病情轻重、过去治疗情况、年龄、甲状腺有无结节、131I 在甲状腺的有效半衰期长短等全面考虑；服 131I 前 2～4 周应避免用碘剂及其他含碘食物或药物；服 131I 前如病情严重，心率超过 120/min，血清 T3、T4 明显升高者宜先用抗甲状腺药物及普萘洛尔治疗，待症状减轻方可用放射性 131I 治疗。最好服抗甲状腺药物直到服 131I 前 2~3 天再停，然后做摄 131I 率测定，接着采用 131I 治疗。

6. 疗效

一般治疗后，2~4 周症状减轻，甲状腺缩小，体重增加，3~4 个月 60% 以上的患者可治愈。如半年后仍未缓解，可进行第二次治疗，且于治前先用抗甲状腺药物控制甲亢症状。

7. 并发症

(1) 甲状腺功能减退。分暂时性和永久性甲减两种。早期由于腺体破坏，后期由于自身免疫反应所致。一旦发生均需用 TH 替代治疗。

(2) 突眼的变化不一。多数患者的突眼有改善，部分患者无明显变化，极少数患者的突眼恶化。

(3) 放射性甲状腺炎。见于治疗后 7~10 天，个别可诱发危象。故必须在 131I 治疗前先用抗甲状腺药物治疗。

(4) 致癌问题。131I 治疗后癌发生率并不高于一般居民的自然发生率。但由于年轻患者对电离辐射敏感，有报道婴儿和儿童时期接受过 X 线治疗者，甲状腺癌的发生率高，故年龄在 25 岁以下者应选择其他治疗方法。

(5) 遗传效应。经 131I 治疗后有报道可引起染色体变异，但仍在探讨中，并需长期随访观察方能得出结论。为保证下一代及隔代子女的健康，将妊娠期列为 131I 治疗的禁忌证是合理的。

第三节　甲状腺功能减退的诊治与合理用药

甲状腺功能减退症 (甲减) 起病于胎儿或新生儿为呆小病；起病于青春期发育前儿童为幼年型甲减；起病于成年者为成年型甲减。重者可引起黏液性水肿，更为严重者可引起黏液性水肿昏迷。

一、病因和病理

(一) 病因

1. 呆小病 (克汀病)

①地方性呆小病 (甲状腺肿流行区、不可逆性神经系统损害)；②散发性呆小病 (甲状腺发育不全、家族史)。

2. 幼年型甲减

幼年型甲减病因与成人甲减相同。

3. 成年原发性甲减 (甲状腺性甲减)

①病因不明；②甲状腺自身免疫损害；③ GD 转化而来；④自身免疫性多发性内分泌腺病 - 念珠菌病 - 外胚层发育不良症；⑤甲状腺被破坏或广泛病变；⑥甲状腺炎并发症；⑦药物。

4. 成年垂体性甲减 (继发性甲减)

①垂体被广泛破坏；② TRH 受体基因突变；③先天性 TSH 分泌异常；④原因不明。

5. 成年下丘脑性甲减 (三发性甲减)

① TRH 分泌不足；②下丘脑疾病；③放疗。

6. 甲状腺激素 (TH) 不敏感综合征

①家族发病；② TH 受体基因突变；③ TH 受体减少或受体后缺陷。

(二) 病理

1. 甲状腺

①甲状腺萎缩；②淋巴细胞和浆细胞浸润、纤维化。

2. 垂体

① TSH 细胞增生 (原发性甲减)；②垂体萎缩 (垂体性甲减)。

3. 其他组织

①皮肤角化，真皮层有黏多糖沉积；②黏液性水肿，浆膜腔积液；③骨骼肌、平滑肌、心肌间质水肿，肌纤维肿胀断裂；④肾小球和肾小管基底膜增厚，系膜细胞增生；⑤动脉粥样硬化。

二、临床表现

(一) 成人型甲减

1. 低代谢症候群

①疲乏、行动迟缓、嗜睡、记忆力减退；②注意力不集中；③怕冷、无汗、低体温。

2. 黏液性水肿

①表情淡漠、面颊及眼睑浮肿；②眼睑下垂或眼裂狭窄；③突眼；④唇厚、发音不清、言语缓慢、音调低哑；⑤头发干燥、稀疏、脆弱；⑥睫毛和眉毛脱落；⑦胡须生长缓慢。

3. 皮肤

①苍白或呈姜黄色；②粗糙、少光泽、厚而冷凉；③多鳞屑和角化。

4. 精神神经系统

①记忆力、注意力、理解力减退；②反应迟钝、嗜睡、精神抑郁或烦躁；③神经质，猜疑型精神分裂症；④痴呆、幻想、木僵、昏睡；⑤共济失调；⑥眼球震颤。

5. 肌肉与关节

①乏力或重症肌无力；②肌萎缩；③肌肉弛缓延迟；④深腱反射弛缓期延长；⑤关节腔积液。

6. 心血管系统

①心动过缓、心音低弱、心输出量减低；②心脏扩大、心包积液；③血压升高；④动脉粥样硬化及冠心病。

7. 消化系统

①厌食、腹胀、便秘；②麻痹性肠梗阻或黏液水肿性巨结肠；③ SGOT、LDH 及 CPK 增高。

8. 内分泌系统

①性欲减退；②阳痿；③月经过多或经期延长；④不育；⑤功能性子宫出血或溢乳；⑥血和尿皮质醇降低。

9.黏液性水肿昏迷

①冬季发病；②躯体疾病、TH替代中断、寒冷、感染、手术和使用麻醉、镇静药物；③嗜睡、低温（<35℃）、呼吸减慢、心动过缓、血压下降、四肢肌肉松弛、反射减弱或消失；④昏迷、休克。

10.其他

①指甲生长缓慢、厚脆、有裂纹；②腋毛和阴毛脱落。

（二）呆小病

1.低代谢症候群

①不活泼，不主动吸奶；②表情呆钝；③发音低哑；④颜面苍白、眶周浮肿。

2.生长发育

①体格、智力发育迟缓；②行走晚，鸭步；③出牙、换牙延迟；④骨龄延迟；⑤性器官发育延迟。

3.特殊体征

①前后囟增大、关闭延迟；②四肢粗短；③眼距增宽、鼻梁扁塌、唇厚流涎、舌大外伸；④腹饱满膨大伴脐疝。

（三）幼年型甲减

（1）呆小病。

（2）黏液性水肿。

三、诊断与鉴别诊断

（一）早期诊断线索

（1）乏力、虚弱、易于疲劳、不耐寒。

（2）反应迟钝、记忆力和听力下降。

（3）便秘、虚浮和体重增加。

（4）甲状腺肿而无甲亢表现。

（5）血脂异常（总胆固醇、LDL-C升高），同型半胱氨酸和血清肌酸激酶升高。

(6) 心脏扩大、心衰、心率不快、心肌收缩力下降和血容量增多。

(二) 诊断标准

1. 原发性甲减

①血清 TSH>5.0 mU/L；②血清 T3、T4 下降。

2. 亚临床型甲减 (原发性)

①无甲减表现；②血清 TSH 升高；③血清 FT4 下降。

3. 垂体性甲减

①血清 TSH、T3、T4 同时下降；② TRH 兴奋试验呈无反应。

4. 下丘脑性 (三发性) 甲减

①血清 TSH、T3、T4 同时下降；② TRH 兴奋试验呈延迟反应。

(三) 特殊类型甲减的诊断

1. TSH 不敏感综合征

①甲状腺位置正常；②甲状腺正常或萎缩；③ TSH 明显增高并有生物活性；④甲状腺对 TSH 的反应降低；⑤血清 TT3、TT4 和 Tg 降低。

2. TH 不敏感综合征

①弥漫性甲状腺肿；②血清 TSH、TT3、TT4 明显升高；③临床表现与实验室检查结果不相符；④ TH 受体数目和 (或) 亲和力不正常。

(四) 与非甲状腺疾病的鉴别

(1) 特发性水肿：①多见于成年女性；②水肿的出现与炎热气候或月经周期有关；③肥胖；④非特异性头痛和全身性疼痛；⑤自主神经功能紊乱表现；⑥直立性低血压；⑦立卧位水试验显示立位的尿量低于卧位的尿量50%；⑧血浆肾素活性升高，醛固酮稍升高；⑨排除了器质性疾病引起的水肿。

(2) 贫血。

(3) 慢性肾炎、肾病综合征。

(4) 肥胖症。

（5）低 T3 综合征。

四、治疗

（一）对症治疗

（1）必要时应用铁剂、维生素 B_{12} 和叶酸。

（2）稀盐酸。

（3）其他对症治疗。

（二）甲状腺激素替代治疗

1. 甲状腺激素替代的一般原则

①用量因人而异；②L-T（甲状腺素）为 25 ~ 150μg/d；③以 T3、T4 和 TSH 正常为标准；④每日口服 1 ~ 2 次。

2. 甲状腺激素替代的注意事项

①长程和终生替代治疗不宜选用于甲状腺片；②L-T3（碘赛罗宁）适用于黏液性水肿昏迷抢救和需定期停药检查者；③周围 TH 不敏感型甲减用需大剂量 L-T3 或 L-T4；④伴心脏病者慎用洋地黄、胰岛素、镇静剂或麻醉剂。⑤冬季的甲状腺激素替代用量较夏季稍大；⑥心脏病患者的替代用量宜低，以维持血清 TSH 在正常上限为度。

（三）幼年型和成人型黏液性水肿的治疗

1. 终生替代甲状腺激素

先天性甲状腺患者自身不能产生足够的甲状腺激素，终生替代治疗。

2. 干甲状腺片（不作为首选）替代

①初始每日 20 ~ 60 mg；②逐渐增至维持量。

3. L-T4/L-T3 替代

①L-T4：开始每日 25 ~ 50μg，以后每 1 ~ 2 周增加 25 ~ 50μg，一般维持量 100 ~ 150μg/d；②L-T3 开始每日 25 ~ 50μg，以后每 1 ~ 2 周增加 25μg，一般维持量 60 ~ 100μg/d；③一般宜选用 T-T3。

（四）黏液性水肿的治疗

（1）补充甲状腺激素。①立即静脉注射 L-T3，首次 40～120μg，以后每 6h 用量 5.0～15μg，至患者清醒改为口服；②或首次静脉注射 L-T4 100～300μg，以后每日注射 50μg，待患者苏醒后改为口服；③如无注射剂，可用 L-T3 片剂（25～50μg/次，每 4～6h 1 次），或 L-T4 片剂（50～100μg/次，每 4～6h 1 次），或干甲状腺片（30～60 mg/次，每 4～6h 1 次）胃管给药，清醒后改为口服；④心脏病者起始量为一般用量的 1/5～1/4。

（2）呼吸管理。①吸氧；②保持呼吸道通畅；③必要时行气管切开，机械通气。

（3）氢化可的松。① 50～100 mg/8h 静脉滴注；②患者清醒及血压稳定后减量。

（4）慎重补液。① 5%～10% 葡萄糖生理盐水 500～1000 mL/d，缓慢静脉滴注；②必要时输血；③入液量不宜过多，并监测心肺功能、水、电解质、血清 T3、T4、皮质醇、酸碱平衡及尿量和血压。

（5）控制感染酌情选用抗生素。

（6）抢救休克、昏迷治疗。

（7）加强护理。保温（每小时升高体温 0.5℃）和心肺功能监护。

第四节　腺垂体功能减退症的诊治与合理用药

腺垂体功能减退症（hypopituitarism）是一种或数种腺垂体激素分泌不足或缺失所导致的综合征。垂体分为 2 个部分：前叶和后叶。后叶为神经垂体，本身不合成激素，但是分泌由下丘脑合成的 2 种激素——血管升压素和缩宫素。前叶即腺垂体，分泌促甲状腺激素（TSH）、卵泡刺激素（FSH）、黄体生成素（LH）、生长激素（GH）、促肾上腺皮质激素（ACTH）、泌乳素（PRL），作为沟通下丘脑和靶腺的桥梁，受下丘脑调控并影响全身内分泌腺体功能。

典型的腺垂体功能减退症不难诊断，症状和体征在轻症时不明显或没有特征，很容易被忽略，多以疲乏无力或异常的精神状态就医。垂体功能减退也可能是无法解释的异常检验数据和生命体征危险的原因。

一、病因

腺垂体功能减退的病因主要是下丘脑病变和垂体本身病变。由下丘脑损伤所致，则为继发性腺垂体功能减退；如病变发生在垂体，则属原发性腺垂体功能减退。此外，若垂体柄损伤，切断了两者间的联系，也导致该症发生。

(一) 肿瘤

垂体肿瘤是造成该症最常见的原因，约占该病的50%。体积较大的腺瘤压迫周围正常的垂体组织，垂体前叶分泌激素的细胞遭到破坏，发生功能失调。破坏可殃及部分或全部垂体激素。若肿瘤向上生长，下丘脑因受压迫或损伤可造成继发性功能减退。此时，下丘脑的调节激素不足或缺失，干扰了垂体前叶激素的正常分泌。此外，若压迫到垂体柄，也可造成腺垂体功能减退。虽然尸检和磁共振检查表明垂体腺瘤的患病率高达10%~20%，但是表现出临床症状者极为罕见。

下丘脑及其邻近区域的肿瘤如颅咽管瘤等，可压迫下丘脑，引起腺垂体激素释放激素分泌减少，导致腺垂体功能减退。

(二) 腺垂体缺血坏死

缺血性损伤很早即被认为是腺垂体功能减退症的原因之一，最典型的例子为Sheehan综合征。怀孕期间，由于泌乳素细胞增生和肥大，使得垂体体积增加。当血容量减少时，向垂体供血的血管收缩，继而发生痉挛，导致垂体坏死。坏死的程度取决于出血的多少。经历过产后出血的30%女性会患上不同程度的垂体功能减退。这些患者还可能患有肾上腺功能不足、甲状腺功能减退、闭经、尿崩症和哺乳障碍(缺少乳汁)。

(三) 外伤

严重头颅外伤可导致垂体前叶功能不足和尿崩症。有闭合性头部外伤史者应给予重视。脑外伤患者在损伤后的3个月乃至12个月内会伴有一定程度的垂体功能减退。几乎所有由此造成的垂体功能不足患者都曾在创伤后出现过意识丧失，且大约半数患者伴随颅骨骨折。

其他原因还包括自身免疫性疾病、浸润性疾病、放射治疗损伤、感染等。此外，生理或心理状态会扰乱调节激素的合成和分泌，从而影响下丘脑、垂体轴。

二、临床表现

临床表现与垂体激素原发性缺乏或靶腺体功能不足密切相关。症状出现与否及严重程度取决于激素缺乏的程度和速度。垂体功能减退通常会合并数种激素缺乏，但很少累及全部垂体激素。而终末腺体激素分泌不足可认为是靶器官继发性功能缺乏。临床表现依激素缺乏的种类，表现为下丘脑 - 垂体 - 肾上腺轴、下丘脑 - 垂体 - 甲状腺轴、下丘脑 - 垂体 - 性腺轴功能减退，并涉及生长发育及乳汁分泌。不仅如此，原发病灶，如垂体肿瘤，会引起头痛、视神经受压、眼球运动障碍等，进一步侵犯下丘脑，可出现类似下丘脑综合征反应。

(一) 促性腺激素缺乏

由促性腺激素缺乏引起的性功能异常远较其他激素缺乏常见。绝经前女性促性腺激素缺乏可表现为月经紊乱，可从规律的无排卵月经直到绝经。此外，可见潮热、乳房萎缩、性欲减退、阴道干燥和性交困难、阴毛和腋毛脱落、外阴及子宫萎缩，尤以 Sheehan 综合征表现明显。绝经后女性通常表现为头痛或视觉异常，原因在于激素缺乏或肿瘤损伤。男性患者常表现为性欲减退、不同程度的勃起障碍、精液减少、肌肉无力和疲乏倦怠。长期性腺功能减退的男性患者出现头发稀疏、睾丸变软、乳房女性化。青春期前发病的患者依激素缺乏的程度可表现为青春期发育延迟或发育不全。此外，低 FSH、LH 和雌激素水平致骨密度降低，增加了罹患骨质疏松的风险，应引起注意。

(二) ACTH 不足

ACTH 不足的特征在于皮质醇的分泌下降。醛固酮分泌不受影响，因其分泌不受 ACTH 调节，而取决于肾素 - 血管紧张素系统。ACTH 缺乏的症状和体征严重时很可能是致命的，具体包括肌痛、关节痛、疲劳、头痛、体重下降、食欲减退、恶心、呕吐、腹痛、精神或意识状态改变、皮肤皱缩、腋毛和阴毛稀疏、慢性贫血、稀释性低钠血症、低血糖、低血压乃至休克。该症的症状和原发性肾上腺功能不全相似，但该症无色素沉着且多无低血钠、高血钾发生。

（三）TSH 缺乏

由 TSH 分泌减少所致的继发性甲状腺激素缺乏，表现出与原发性甲状腺功能减退相似的症状，但病情较轻微。TSH 缺乏的症状和体征包括疲劳、虚弱、体重增加、皮下组织增厚、便秘、怕冷、精神状态改变、记忆力衰退及贫血等，偶可有幻觉、狂躁等精神症状。体格检查可能会发现心动过缓、深肌腱反射延缓及眶周水肿。先天性患者类似克汀病，身材矮小，智力低下，发育不全。

（四）GH 缺乏

单纯性生长激素缺乏，以儿童期最为常见，可引发侏儒症，但体型比例均匀；在成人，则不会造成明显改变，多不易觉察。表现为虚弱、伤口不愈、运动耐力下降和不愿交际。此外，GH 缺乏亦导致肌肉减少和脂肪增加，由于发展缓慢，也不易发觉。另由于缺乏 GH 的糖异生作用，拮抗胰岛素的效应下降，患者可能会出现空腹低血糖。

（五）PRL 缺乏

PRL 缺乏非常罕见。肿瘤生长致使 PRL 合成下降，继而影响乳汁分泌。这些肿瘤仅在产后才表现得明显。任何影响下丘脑、垂体柄的病变都会减弱由下丘脑分泌的多巴胺对垂体 PRL 的正常抑制作用，导致 PRL 反跳性增高，出现高泌乳素血症，表现为溢乳、月经紊乱、性功能减退。

值得警惕的是垂体功能减退危象。各种应激如感染、腹泻、寒冷、急性心肌梗死、脑血管意外、手术、外伤等，均可在全垂体功能减退的基础上诱发垂体危象。临床表现多样，可出现高热、循环衰竭、休克、呕吐、头痛、抽搐、昏迷等危急症状。

三、诊断

腺垂体功能减退症的诊断应包括评价内分泌状态的功能诊断和病因诊断。重视病史的采集，可以获得关键线索：产后大出血、产后泌乳减少、产后闭经、阴毛和腋毛脱落，多提示 Sheehan 综合征；头部外伤史、颅内感染、手术等，提示腺垂体组织可能遭到破坏。完整的体格检查也是必需的，应包括甲状腺触诊、生殖器视诊，在神经和眼的检查中尤其应关注视力、眼球运动及双颞侧偏盲等。

四、鉴别诊断

腺垂体功能减退症必须与其他疾病相鉴别，包括神经性厌食症、慢性肝病、肌强直性营养不良、多内分泌腺体自身免疫病等。

五、治疗

诊断明确后，针对腺垂体功能减退的原因，采取适当的治疗。垂体腺瘤导致的垂体功能减退可以通过肿瘤切除而完全逆转，或采取药物、放射治疗的方式缩小肿瘤。垂体手术的取舍有赖于肿瘤的大小、邻近组织的破坏程度、神经外科医生的能力（确保切除肿瘤而不伤及正常垂体组织）。垂体放射治疗可作为肿瘤未完全切除的辅助治疗。若患者不适合手术，放射治疗可为初始选择。对于去除病因后内分泌仍然无法恢复正常的患者，以及下丘脑或垂体组织曾遭到放射线、手术（垂体全切）或出血而损伤，垂体功能几乎不可能恢复到基础水平的患者，激素替代治疗是缓解症状最简便的方法。在仔细地评估全部垂体激素后，有针对性地选择药物，避免使激素治疗复杂化。必须替代的激素包括糖皮质激素和甲状腺激素，从小剂量开始，逐步增加，直到合适的维持剂量。

甲状腺激素缺乏可通过每日服一次药轻松解决，但需要结合患者的年龄、伴发疾病、代谢水平等综合考量。通常可首次给予左甲状腺素初始剂量 $25\,\mu g$，之后按需要递增到维持剂量。加量宜缓慢，以每两周增加 $25\,\mu g$ 为宜。需要注意的是，甲状腺功能减退可掩盖肾上腺皮质功能减退。开始甲状腺激素替代后，患者的皮质醇水平急剧下降，导致肾上腺皮质危象。在甲状腺激素替代前，如果可能存在肾上腺功能减退，应该凭经验给予糖皮质激素预防。

肾上腺功能不全的维持治疗为每日 10~20mg 氢化可的松。通常，每日清晨服 10 mg，傍晚服 5 mg。相近的治疗可采取泼尼松（龙），每日清晨给予 5mg，傍晚给予 2.5 mg。为避免医源性高皮质醇血症，应给予患者最小有效剂量。当遇到疾病、手术或外伤等应激时，需要增加剂量。推荐增加至基础量的 2~3 倍，在应激消退后逐步减量。在抢救急性肾上腺功能不全者时，首剂静脉给予 100~250 mg 氢化可的松，随后每 8h 静脉输注 100 mg 氢化可的松，此治疗可维持患者度过感染、损伤等急性应激。该症与原发性肾上腺功能不全不同，往往不需要补充盐皮质激素。平时患者应随时佩戴标识病情的腕环，以保证能在紧急时刻得到及时救助。

绝经前妇女补充雌激素非常重要。恰当的雌激素替代可维持患者的第二性征，阻止骨质疏松，预防血管舒缩，明显改善患者感觉。多种雌激素制剂可供选择，但需配合孕激素周期性使用，以实现撤药出血。人工模拟月经周期，避免子宫内膜过度增生。亦可采取含雌激素、孕激素的口服避孕药。药片可模拟激素周期性释放，并刺激子宫内膜的正常生长和脱落。男性患者可每 2~3 周口服睾酮庚酸盐片剂 200~300mg，或每 3 周肌内注射己酸睾酮 300mg，有益于维持性欲、肌肉力量等。值得注意的是，男性应用雄激素替代可能会诱发或加重前列腺癌。

重组人 GH 对儿童有重大意义。对于成人，人 GH 替代治疗的推荐初始剂量为 300μg/d 或者更低，并根据 IGF-1 水平和对不良反应的耐受程度逐步增加剂量。但它不适宜于肿瘤患者。

PRL 缺乏很少表现出来，仅在产后哺乳妇女中明显。然而，当前没有对 PRL 缺乏有效的替代治疗。通常经过合理的激素替代后，患者预后良好。

对于垂体危象的处理：首先静脉注射 50% 葡萄糖液 40~60 mL，继而补充 10% 葡萄糖氯化钠液，每 500~1000 mL 中加入氢化可的松 50~100 mg，以解除肾上腺功能减退危象。针对造成危象的诱因给予抗感染、抗休克治疗。体温过低者可给予小剂量甲状腺激素，并加强保温；水中毒者需加强利尿，可给予泼尼松（龙）或氢化可的松。

参考文献

[1] 周艺璇，谭晋钰．高校教育教学研究现状问题及改进路径 [J].中国多媒体与网络教学学报（上旬刊），2020(12)：83-85.

[2] 刘忠瑛．无痛胃镜在消化内科常见疾病诊疗中的应用价值 [J].中国社区医师，2023，39(12)：92-94.

[3] 尹萌．新时代背景下教师教育教学高质量发展的路径研究 [J].山西青年，2023(07)：64-66.

[4] 苏燕羽．高校教育教学研究工作的有效管理 [J].成才，2023（01）：9-10.

[5] 李振利．高校教育教学管理工作中对情感激励的运用研究 [J].山西青年，2022(23)：163-165.

[6] 胡红华．医院内科治疗用药中成药数据库的建立与应用 [J].中医药管理杂志，2022，30(12)：189-191.

[7] 李立凡．神经内科住院患者睡眠障碍治疗用药调查分析 [J].世界睡眠医学杂志，2021，8(12)：2070-2072.

[8] 楼永飞．神经内科门诊中药处方分析与管理建议 [J].中医药管理杂志，2021，29(17)：99-101.

[9] 王艳．高校教育教学管理工作研究 [J].食品研究与开发，2021，42（09）：232.

[10] 张林青．消化内科临床诊疗中无痛胃肠镜的应用分析 [J].医学食疗与健康，2021，19(04)：82-83.

[11] 张毓宁，徐晨．内科疾病的药物治疗 [J].中国农村医学，1987(02)：32-33.

[12] 郑建勇，袁灿宇．老年糖尿病合并心血管疾病的内科用药方法及疗效评价 [J].实用糖尿病杂志，2020，16(03)：88-89.

[13] 王莹.高校教育教学管理工作特性研究[J].产业与科技论坛,2020,19(09):283-284.

[14] 林楚玲.无痛胃肠镜对消化内科疾病的诊断价值[J].深圳中西医结合杂志,2019,29(21):165-166.

[15] 郭明亮,黄永.儿内科疾病临床治疗与合理用药分析[J].世界最新医学信息文摘,2019,19(57):36-37.

[16] 郝秀英.内科疾病临床不合理用药情况分析[J].临床合理用药杂志,2018,11(36):39-40.

[17] 赖惠东.临床药师指导心血管内科用药的体会[J].中国合理用药探索,2018,15(12):156-158.

[18] 修天元.关于呼吸内科疾病抗生素治疗的有效思考[J].中西医结合心血管病电子杂志,2017,5(21):155-156.

[19] 张丽.探讨儿内科疾病临床治疗与合理用药[J].世界最新医学信息文摘,2016,16(40):86+89.

[20] 乔俊敏.浅谈合理用药治疗临床儿内科疾病[J].临床医药文献电子杂志,2016,3(12):2451-2452.

[21] 贺金玲.合理用药治疗临床儿内科疾病的思路研究[J].中国社区医师,2015,31(30):16-17.

[22] 李慧英,郑建梅.儿内科疾病临床治疗与合理用药[J].世界最新医学信息文摘,2015,15(65):131-132.

[23] 韩颖.浅谈合理用药治疗临床儿内科疾病[J].生物技术世界,2015(04):104.

[24] 葛建国.内科疾病处方用药解析(94)[J].中国乡村医药,2014,21(23):45-46.

[25] 屈明洋,徐洁,冯超.加强高校教育教学研究工作的思路[J].文学教育(中),2014(04):64.

[26] 葛建国.内科疾病处方用药解析(86)[J].中国乡村医药,2014,21(07):43-44.

[27] 张海英,楚金普.口腔内科疾病诊疗教学方法的改进[J].卫生职业教育,2014,32(02):87-88.

[28] 葛建国.内科疾病处方用药解析（81）[J].中国乡村医药，2013，20
（21）：42-43.

[29] 葛建国.内科疾病处方用药解析（79）[J].中国乡村医药，2013，20
（17）：43-44.

[30] 柴蕾.高校教学质量监控体系的构建与实践研究 [J].产业与科技论
坛，2012，11（24）：255-256.

[31] 葛建国.内科疾病处方用药解析（68）[J].中国乡村医药，2012，19
（13）：41-42.

[32] 李楠，张振红，赵国先.地方高校教育教学研究的探讨 [J].黑龙江
畜牧兽医，2011（08）：26-27.

[33] 葛建国.内科疾病处方用药解析（50）[J].中国乡村医药，2011，18
（04）：48-49.

[34] 唐奕.春天疾病多，用药要对症 [J].健康博览，2011（03）：15-16.

[35] 葛建国.内科疾病处方用药解析（32）[J].中国乡村医药，2009，16
（10）：54-55.

[36] 谭会恒，许世华.浅谈对高校教育教学研究工作的有效管理 [J].黑
龙江史志，2009（10）：125.

[37] 王丽丽.高校教育教学研究运行机制的构建 [J].吉林教育，2009
（04）：7-8.

[38] 张海琴，李燕芹，秦慧，等.关于内科医师对慢性阻塞性肺疾病诊
疗行为的调查 [J].上海医学，2008，31（11）：806-811.

[39] 葛建国.内科疾病处方用药解析（19）[J].中国乡村医药，2008（09）：
10-11.

[40] 何权瀛.努力提高内科疾病诊疗决策水平 [J].中国实用内科杂志，
2006（08）：577-578.

[41] 魏银霞，黄冰.加强高校教育教学研究工作的思路 [J].高教论坛，
2004（03）：98-100.

[42] 刘自伟.内科疾病中医诊疗专家辅助系统 [J].电脑学习，1994（02）：
13-16.